Rudolf Schmittmann / Klaus Moegling

Tai Chi Chuan
physiologische und bewegungstherapeutische
Wirkungsweisen

Bd. 1 Bewegungslehre & Bewegungsforschung
Schriftreihe des Institutes für Bewegungslehre
und Bewegungsforschung

W0190319

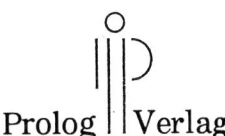

Prolog Verlag

Die Deutsche Bibliothek - CIP-Einheitsaufnahme

Schmittmann, Rudolf:

Tai Chi Chuan: physiologische und bewegungstherapeutische Wirkungsweisen / Rudolf Schmittmann; Klaus Moegling. -

Kassel: Prolog-Verl., 1992

(Bewegungslehre & Bewegungsforschung; Bd. 1)

ISBN 3- 89395-200-4

NE: Moegling, Klaus:; GT

Einbandgestaltung: R. Schmittmann Bad Oeynhausen

Zeichnungen: Karl Heinz Grindler Leinfelden (Abb. 8-14)

Photos: Rudolf Schmittmann, Ralf Heinemann

Satz: Alexander Marco Münchow

Druck: Hartenstein Bad Oeynhausen

Printed in Germany 1992

ISBN 3- 89395-200-4

Inhaltsverzeichnis

Vorwort

Bandscheibenschäden und Wirbelsäulenerkrankungen sowie chronische Verschleißerkrankungen der Gelenke waren 1990 Ursache für rund 1/3 aller Krankheitstage in der Bundesrepublik Deutschland. Der Umfang dieser Arbeitsunfähigkeitstage hat sich in den letzten 10 Jahren um rund 10% gesteigert. Die Ursache einer solchen Häufung von Erkrankungen des gesamten Bewegungsorgans ist nicht nur in dem jedermann bekannten Bewegungsmangel zu sehen, sondern auch in einer beruflich bedingten und alltagsgeprägten Fehlbelastung und zweifelsohne auch nach wie vor in einer körperlichen Überbelastung.

Muskuläre Unausgewogenheit, Muskelschwächen, Muskelverspannungen sowie Gelenkveränderungen mit Knorpelschäden sind die erkennbaren Erscheinungsformen dieser Gruppe von Erkrankungen. Als mögliche Behandlungsform in der Prävention und Rehabilitation sind Bewegungstherapie und Entspannungsverfahren allgemein anerkannt. Im orthopädischen Bereich hat die bewegungstherapeutische Zielsetzung des Sportes, die Sporttherapie eine sehr junge Tradition (etwa 20 Jahre).

Die traditionelle Chinesische Medizin (TCM) nutzte demgegenüber die Bewegung als Behandlungsform und Prävention gegen Krankheiten schon mehr als tausend Jahre. Dabei hatte die Vorbeugung absolute Priorität. Die damaligen Ärzte waren Lehrer und Ratgeber und wurden entsprechend dem Gesundheitszustand der von ihnen betreuten Bevölkerungsgruppe anerkannt.

Dazu schreibt das Neu Ching, eine während der Han-Dynastie (206 v. Chr. - 220 n. Chr.) gesammelte medizinische Textsammlung und noch heute maßgebend für die TCM: "Medizin gegen Krankheiten verschreiben, die sich bereits entwickelt hat, ist mit dem Verhalten von Personen vergleichbar, die lange nachdem sie Durst verspüren, einen Brunnen zu graben beginnen" (Capra 1981. S. 352). Tai Chi Chuan ist aus der Tradition der Chinesischen Gymnastik "Chi Kung - die Energie bewegen" entstanden und gehört zu den präventiven Maßnahmen.

Unsere klinische Erfahrung lehrt, daß häufig der gesuchte Bewegungsausgleich in zu hoher Intensität, schädigenden Techniken, falschen Motivationen und auch im ungeeigneten gesellschaftlichen Rahmen durchgeführt wird. Es ist durchaus möglich, daß unter diesen negativen Voraussetzungen eine Beschwerdezunahme eintreten kann. Unter Beachtung der überlieferten grundlegenden Prinzipien kann Tai Chi Chuan dieser Fehlsteuerung entgegenwirken und mit den vielfältigen Bewegungsübungen heilend in die gestörten Funktionen der Wirbelsäule und der Gliedmaßengelenke eingreifen. Eine Entwicklung in Richtung Leistung verbietet auch der philosophische Hintergrund dieser Bewegungstradition.

Die Verfasser stellen in ihrem Buch "Tai Chi Chuan-physiologische und bewegungstherapeutische Wirkungsweisen" die Ergebnisse bisheriger physiologischer Untersuchungen dar und analysieren die bewegungstherapeutischen Wirkungsweisen der grundlegenden Bewegungen und Körperhaltungen. Übungsformen, die muskelkräftigend, muskeldehnend und -entspannend wirken, die die Beweglichkeit der Gelenke fördern und die Körperwahrnehmung sowie die Konzentration erheblich verbessern können, werden beschrieben. Die Übungen lassen keine Überlastungen der Bewegungsorgane zu, ebenso wenig schädigen sie das Herz-Kreislauf-System auch von völlig untrainierten Personen.

Tai Chi Chuan ist nicht nur aus den chinesischen uralten Kampfkünsten entstanden, sondern findet seine Wurzeln auch in Atemtherapien, Heilgym-

nastiken und Meditationspraktiken. Daher werden gleichermaßen über die Konzentrations- und Koordinationsschulung psychische Ebenen angesprochen. Seit nunmehr zwei Jahren werden vom Verfasser Rudolf Schmittmann und vom Sporttherapeutenteam an der REHA-Klinik Bad Oeynhausen zahlreiche Elemente des Tai Chi Chuan therapeutisch eingesetzt und mit hohem Erfolg und gutem Anklang bei den Patienten durchgeführt.
Dr. H.-U. Hinrichs
- Ärztlicher Direktor -
der REHA-Klinik Bad Oeynhausen

Einleitung
GESAMTABSICHT UND EINZELNE SCHWERPUNKTE DER VORLIEGENDEN SCHRIFT.

In der internationalen Fachliteratur gibt es eine Vielzahl bewegungsanleitender Veröffentlichungen zur Vermittlung der chinesischen Heilgymnastik, Bewegungsmeditation und Körpererfahrungspraktik Tai Chi Chuan. Tai Chi Chuan kann auf der geistig-philosophischen, psychosomatischen und physiologischen Ebene betrachtet werden. Insbesondere auf der physiologischen Ebene existiert jedoch ein Defizit an fundierten Studien. Daher ist es die Zielsetzung der Verfasser der vorliegenden Artikelserie, in die physiologischen Grundlagen des Tai Chi Chuan unter einer funktionsgymnastischen Perspektive einzuführen. Es werden in den 5 Abschnitten - neben einer Einführung in Philosophie, historische Entwicklung und Übungsgut - die typischen Grundhaltungen und Bewegungsfolgen in bezug auf folgende Merkmale untersucht:
1. Rückengerechte Haltung
2. ausgewogene Belastung der Gelenke (Vermeidung von Belastungsspitzen)
3. funktionelle Belastung der Muskulatur (Ausgleich von Muskeldysbalancen und Kraftaufbau)
4. richtige Atemweise
5. funktionelles Verhältnis von Körperhaltung und Muskeltonus.(Bestmögliche Gelenkstabilisierung bei minimalem Muskeltonus)
Die physiologische Schwerpunktsetzung hat nicht die Absicht, die anderen Wahrnehmungsebenen des Tai Chi Chuan in ihrer Bedeutung herabzusetzen, sondern soll helfen, den heilgymnastischen und rehabilitativen Zugang zu diesem Bewegungssystem auch auf funktioneller Ebene zu eröffnen und auszuarbeiten. Auch mit ausgearbeiteter physiologischer Perspektive bleibt das Tai Chi Chuan eine meditative Bewegungspraktik, die sich von traditionellen Formen der Gymnastik erheblich unterscheidet.

1. Was ist Tai Chi Chuan?

Tai Chi Chuan beinhaltet ein System von Bewegungen und Bewegungsformen. Es ist eine Bewegungskunst, die in China entwickelt wurde und sich in den letzten 15 Jahren - ähnlich dem Hatha-Yoga - weltweit verbreitete und insbesondere in den nordamerikanischen Staaten und in Westeuropa zunehmend praktiziert wird.

"Tai Chi" (nach der neuen Schreibweise: taiji) meint in der taoistischen Philosophie den Ursprung von Himmel und Erde, die Mutter des polaren Gestaltungsprinzips "Yin und Yang". So kann "Tai Chi" mit "das höchste Prinzip", mit "das letzte Gesetz" oder "das erhabene Letzte" übersetzt werden. Die Kombination der Silben "Tai Chi" und "Chuan" (nach der neuen Schreibweise: quan) deutet auf den Selbstverteidigungsaspekt des Tai Chi Chuan hin. "Chuan" kann nämlich mit "Faust" übersetzt werden.

Dieses nun so populär werdende Bewegungssystem ist als Synthese aus uralten Kampfkünsten, Atemtherapien, Heilgymnastiken und Meditationspraktiken entstanden. Das genaue Enstehungsdatum des Tai Chi Chuan ist unklar, es gibt hierzu verschiedene Legenden. Klar aber ist, daß das in den letzten drei bis vier Jahrhunderten sich herausbildende Tai Chi Chuan Vorläufersysteme hatte, die mehrere tausend Jahre alt sind. Die seit 1500 v. Chr. in China Verbreitung findenden Kampfkünste verbanden bereits zu einem frühen Zeitpunkt den Selbstverteidigungsaspekt mit gesundheitlichen und spirituellen Bezügen. Besonders in den taoistischen Klöstern entstanden vielfältige Bewegungssysteme, die Meditation, Selbstverteidigung und Gesundheitspraktiken mit-

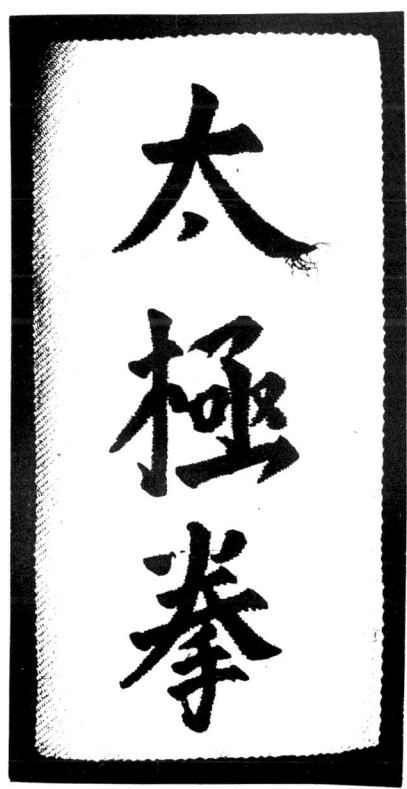

Tai Chi Chuan

einander verknüpften. Eine körpergerechte Haltung, ein bewußtes Umgehen mit Spannungszuständen, ein sorgfältiges Wissen über die menschliche Atmung, Kenntnisse über energetische Prozesse und eine spirituelle Orientierung auf den Augenblick waren Kennzeichen derartiger Bewegungssysteme.

Vor diesem Hintergrund einer ausgesprochen kreativen Bewegungskultur ist die Herausbildung des Tai Chi Chuan zu begreifen - so wie wir es heute kennen. Ausgehend von der Provinz Henan verbreitete sich das Tai Chi Chuan ab Mitte des 19. Jahrhunderts über ganz China. Wurden ursprünglich die Lehren und das Bewegungswissen des Tai Chi Chuan nur an Familienangehörige weitergegeben, so gelang es, diese Tradition zu durchbrechen und das Tai Chi an breitere Bevölkerungskreise zu übermitteln. Im 20. Jahrhundert verlor der Selbstverteidigungsaspekt zunehmend an Bedeutung, und das Tai Chi wurde nun vor allem unter den Aspekten Gesundheit und Meditation ausgeübt.

So versteht man unter Tai Chi Chuan heutzutage - auch in China -vorwiegend eine Reihe festgelegter Bewegungsfolgen, die mit runden Bewegungen in Zeitlupe ausgeführt werden. Atemtherapeutische Übungen (Chi-Kung) und Tai-Chi-Partnerübungen ergänzen das Übungsgut. Es gibt verschiedene an die Familientraditionen gebundene Tai-Chi-Stile, wobei der Yang-Stil (Familie Yang) weit verbreitet ist. Aber auch innerhalb des Yang-Stils gibt es zahlreiche Ausprägungen und verschiedene Solo-Stile (Formen). So kann die Solo-Form ohne zusätzliche Geräte ausgübt werden, aber auch als Schwert-, Säbel- oder u.a. als Fächer-Form (BILD 1, 2). Heutzutage wird auch in China

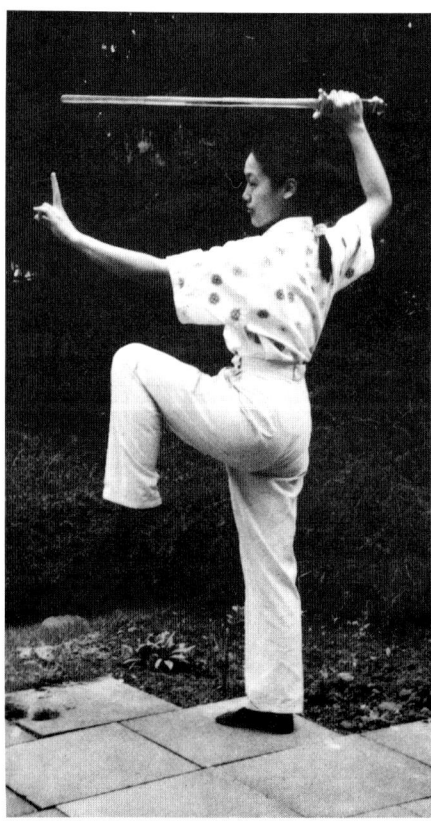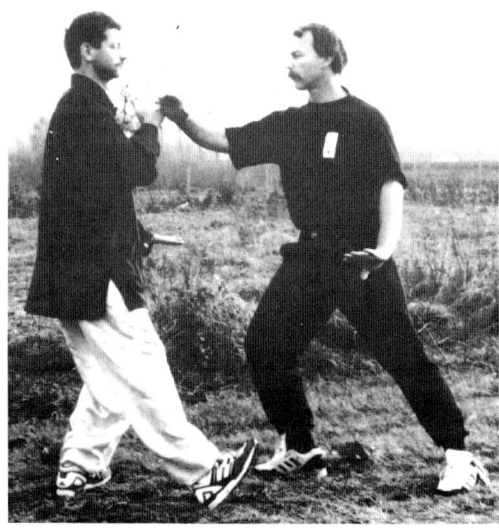

Bild 1: Bewegungsphase (Schwertform) "das Schwert auf einem Bein nach vorn stoßen"
Bild 2: Partnerübung Push-Hands ("Tui Shou")

vorwiegend die "Peking-Form" des Tai Chi Chuan durchgeführt, diese entstammt dem Yang-Stil und ist in den fünfziger Jahren im Auftrag der chinesischen Regierung zusammengestellt und der Öffentlichkeit zugänglich gemacht worden[1]. Doch alle Versionen und Stile des Tai Chi Chuan sind bestimmten Bewegungs- und Haltungsprinzipien verpflichtet, die wahrzunehmen sind. Auch kehren bestimmte Bewegungsbilder und -situationen in den Soloformen des Tai Chi Chuan immer wieder. Jenen ständig zu wiederholenden Bewegungsbildern und Körperhaltungen gehört unsere Aufmerksamkeit im Rahmen dieses Artikels (BILD 3).

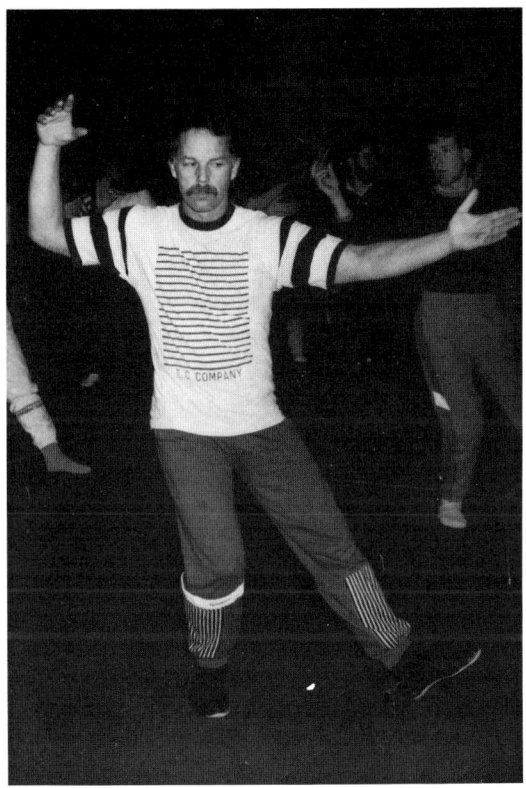

Bild 3: Bewegungsbild aus der Peking Form "den Affen abwehren"

Wir wissen sehr wohl, daß das Tai Chi Chuan auf verschiedenen Ebenen zu betrachten ist. Es gibt die physiologische, die psychosomatische und die spirituelle Wahrnehmungsebene im Rahmen dieses Bewegungssystems. Wenn wir uns also auf die Analyse des physiologischen Aspekts von Tai Chi Chuan unter funktionsgymnastischer Betrachtungsweise im Rahmen dieses Artikels fixieren, heißt dies nicht, daß wir die anderen Ebenen als bedeutungslos empfinden. Im Gegenteil: Unsere eigene Tai-Chi-Bewegungspraxis zeigt uns immer wieder, wie wertvoll diesbezügliche Möglichkeiten des Tai Chi Chuan sind. Ganz im Augenblick sein, mit allen Sinnen den Bewegungsablauf erspüren, sich von hektischen Gedankenströmen freimachen und innere und äußere Natur wahrnehmen: Das alles sind Wahrnehmungsformen, die auf der physiologischen Ebene nicht beschreibbar und in Bildern nicht erkennbar sind und gerade die Faszination des Tai Chi Chuan ausmachen (BILD 4-8 s. nächste Seite).

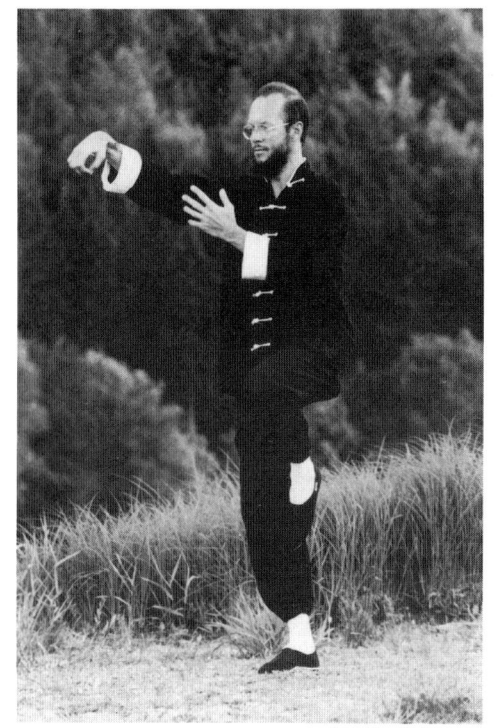

Bild 4

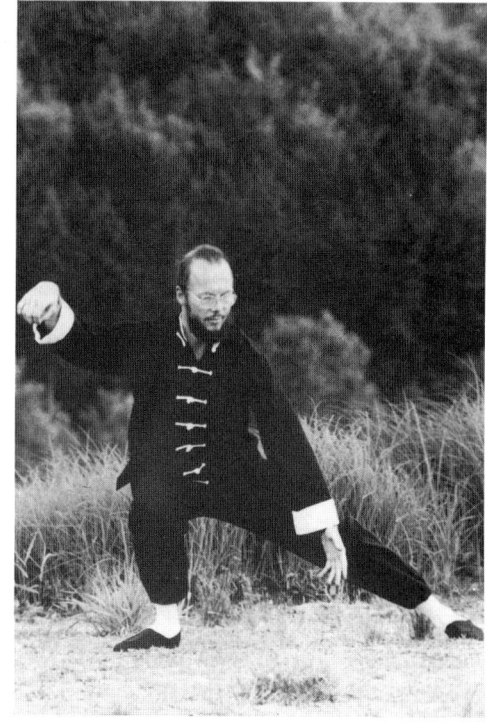

Bild 5

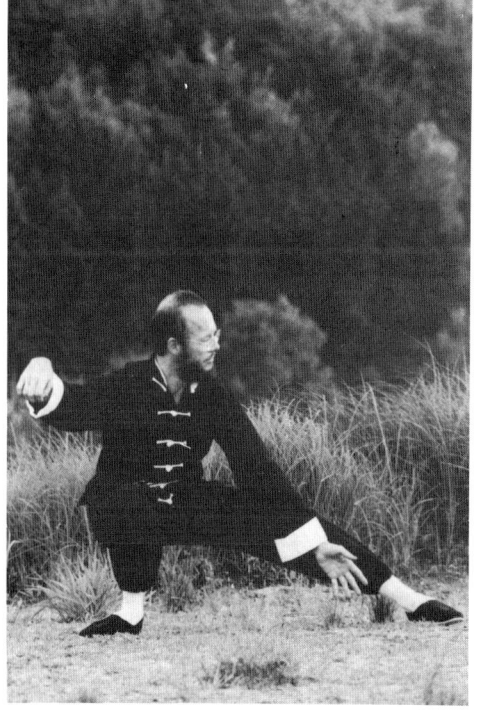

Bild 6

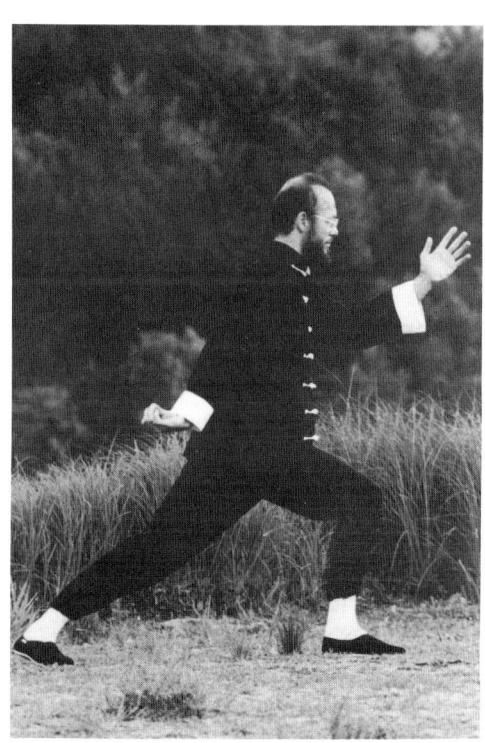

Bild 7

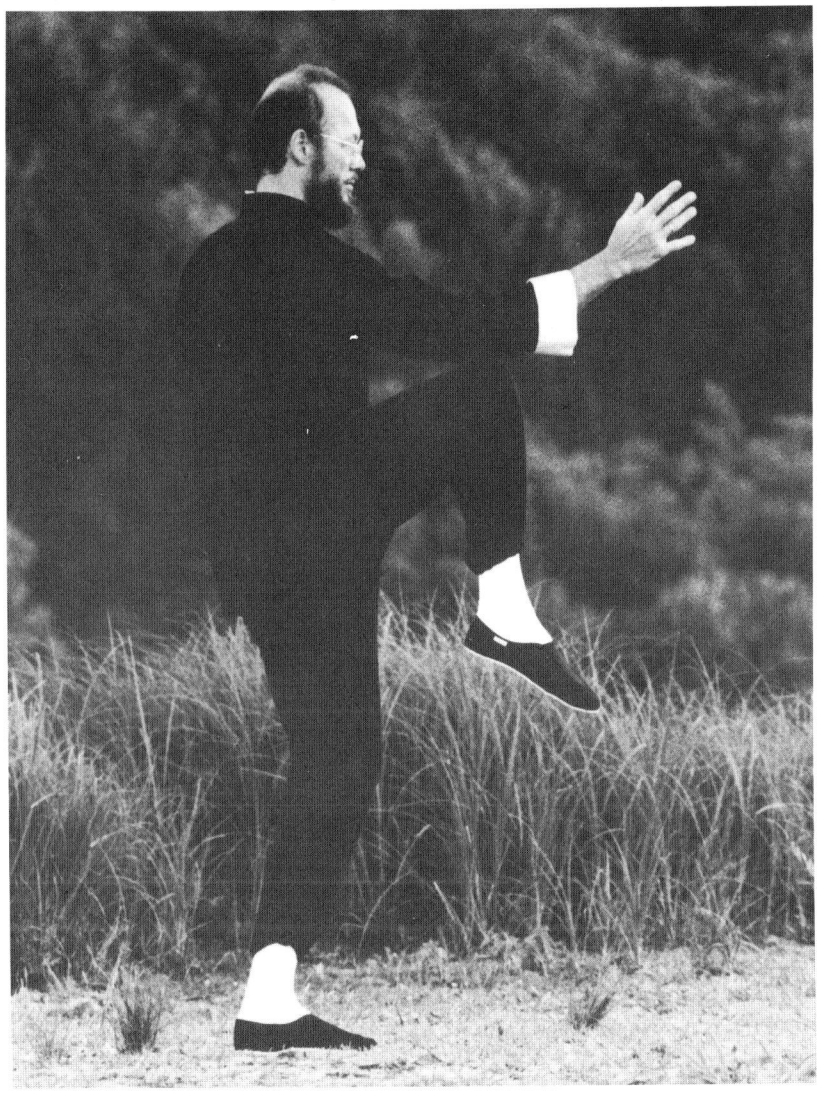

Bild 4-8: Hinuntergleiten und auf einem Bein stehen

Und dennoch: Auch die physiologische Ebene ist interessant. Wir glauben, daß sich im Laufe der Jahrhunderte ein detailliertes Erfahrungswissen um physiologische Zusammenhänge in den Bewegungsabläufen des Tai Chi Chuan eingefunden hat[2]. Grundsätzliche Skeptiker, die Bedenken gegenüber der Akzeptanz psychosomatischer und philosophisch begründeter Bewegungssysteme haben, können vom Ausgangspunkt einer physiologischen Argumentation zur weiteren Befassung mit den anderen Wahrnehmungsebenen des Tai Chi Chuan bewegt werden. Auch die Sport- und Bewegungswissenschaft - so wie sie sich im Durchschnitt in der BRD darstellt - hätte einen für sie akzeptablen und ausbaufähigen Zugang zu diesem Bewegungssystem. Wer die positiven Auswirkungen regelmäßigen Tai-Chi-Übens auf fast alle Gelenke, auf die Wirbelsäule sowie auf die Haltung des gesamten Körpers, durch die Vernetzung von Bändern,

11

Muskeln, Sehnen, Knorpeln und Knochen im funktionsgymnastischen Sinne zu verstehen lernt, wird sich vielleicht auch für die Auswirkung auf das vegetative Nervensystem, auf das Sich-Wohlbefinden und vielleicht auch für den philosophischen Hintergrund interessieren wollen. (Vgl. zur ausführlichen Darstellung der historischen Entwicklung z.B. KOBAYASHI 1987, LIE 1987 und MOEGLING 1988). Es entspricht vielleicht auch nicht der westlichen Mentalität sogleich den philosophischen Einstieg zu wählen. "Stellen wir die Kunst der besonderen Bewegungsform zu Beginn in den Vordergrund". JAROSCH (1991, S.11)

2. Wo wird Tai Chi Chuan ausgeübt?

Tai Chi Chuan wird in der BRD zur Zeit vorwiegend privat unterrichtet. Allerdings ist eine Tendenz zur Übernahme dieser Bewegungspraktik in allgemein anerkannten Institutionen und Verbänden feststellbar. So bieten beispielsweise in Düsseldorf die Arbeitsgemeinschaft Sozialpädagogik und Gesellschaftsbildung e.V., die Volkshochschulen und das evangelische Familienbildungswerk Tai-Chi-Grund- und Aufbaukurse in ihren Programmen an. Selbst der Landessportbund Nordrhein-Westfalen bietet in seinen Lehrgangsprogrammen seit 1989 zwei Tai-Chi-Wochenenden ("Wahre Fundgruben für Übungsleiter, die ihr Unterrichtsrepertoire erweitern möchten") und des weiteren Tai Chi Chuan als Übungsleiter-Sonderlizenz-Fortbildung für den "Sport mit Älteren" und im Koronarsport an. Die Gründung von Tai-Chi-Gruppen in Sportvereinen ist möglich, insbesondere gilt dies für auf Gesundheitssport orientierte Vereine. So bietet der Club Vital-Verein für Gesundheitssport und Sporttherapie Bad Oeynhausen seit 2 Jahren erfolgreich Tai Chi Kurse für Anfänger und Fortgeschrittene an. Dabei werden insbesondere Personen mit Rückenschmerzen angesprochen.

Durch intensive Ausbildungsarbeit von Barbara und Klaus Moegling konnten deren Schüler viele Kurse in den alten Bundesländern etablieren.

Hinzu kommt, daß zunehmend auch Schulgebäude und Schulräume für Vereinsangebote genutzt werden. Das Tai Chi Chuan braucht zwar etwas mehr Platz als der Hatha-Yoga, aber wenig genug (etwa 5qm pro Person), um in einem Schulraum betrieben zu werden. Aber auch auf jeder fast ebenen Wiese oder einem Platz läßt sich üben. Besondere Kleidung ist nicht notwendig. Wir sind unabhängig von Geräten oder Apparaten d.h. jeder hat ständig alle Voraussetzungen, um Tai Chi zu praktizieren. "Alles was wir brauchen ist unsere Anwesenheit". Weiterhin ist es aus der Sicht des Sportvereins notwendig, ein gymnastisches und bewegungstherapeutisches System anzubieten, das, sowohl als Mittel der Prävention als auch der Rehabilitation, ein Training in richtiger Dosierung gewährleistet und dem Teilnehmer die Fähigkeit gibt, dieses System auch nach dem Kurs zu Hause weiter betreiben zu können. Die sehr heterogenen Gruppen im Sportverein, die aus völlig untrainierten Teilnehmern bis zum ehemaligen Hochleistungssportler mit Gesundheitsproblemen bestehen, verlangen nach Bewegungsübungen, die alters- und geschlechtsunabhängig sind sowie unabhängig vom Trainingszustand und somit alle Teilnehmer gleichermaßen integrieren. Daher ist anzunehmen, daß das Tai Chi Chuan in Zukunft von den Sportvereinen aufgegriffen werden wird. Es ist zu hoffen, daß neben physiologischen und funktionsgymnastischen Aspekten - die hier Thema sind - auch die philosophischen und meditativen Aspekte nicht zu kurz kommen.

Die Vereine öffnen sich deutlich erkennbar immer mehr gegenüber neuen Strömungen im sportlichen sowie im bewegungstherapeutischen und sozialen Bereich. Die Einführung des Kurssystems im Sportverein mit speziellen Kursgebühren für alle Teilnehmer ermöglicht es, qualifizierte Lehrer für die neuen Angebote im Sportverein zu interessieren. Gerade ältere Menschen, aber auch Hausfrauen oder Personen, die durch ihre berufliche Tätigkeit stark belastet sind, können durch die Tai-Chi-Chuan-Körperarbeit ideal zur Integration in den Verein motiviert werden. Hierbei dürften in den Übungsgruppen allerdings die funktionellen Aspekte gegenüber den meditativen und philosophischen an Bedeutung gewinnen, obwohl die Übungen des Tai Chi Chuan die genannten Aspekte miteinander zu verbinden vermögen.

Elemente des Tai Chi Chuan werden zunehmend in der klinischen Sporttherapie eingesetzt

Langjährige Erfahrungen in den verschiedenen Kliniken, die Sporttherapie durchführen, haben gezeigt, daß ausschließlich funktionsorientiertes Arbeiten heute bei den verschütteten Bewegungserfahrungen und den mangelnden Körperkenntnissen und Körperwahrnehmungen der Patienten nicht mehr möglich ist. So wurde die Integration von körperwahrnehmungs- und erlebnisorientierten Bewegungsmethoden als gleichberechtigtes Glied der Sporttherapie akzeptiert. Hier bietet Tai Chi Chuan eine willkommene Erweiterung des Therapieangebotes und eine Hilfe, die Bewegungsformen, die eine westliche Tradition haben, zu überprüfen, zu verbessern und eventuell zu verändern. In der Reha Klinik Bad Oeynhausen werden im verordneten Therapieprogramm, insbesondere in der Rückenschule und in Herz-Kreislaufgruppen, Bewegungsbilder aus dem Tai Chi erfolgreich integriert. Auch im Abend- und Freizeitprogramm hat Tai Chi einen festen Stellenwert. Die Akzeptanz der Patienten ist dabei sehr hoch.

3. Was erwarten die Kursteilnehmer?

Wirbelsäülenleiden, Bandscheibenprobleme und Gelenkleiden in Hüfte und Knien nehmen unter den derzeitigen Krankheitsbildern immer breiteren Raum ein, obwohl es noch nie so viele Ärzte, pharmazeutische Hilfen, Sportlehrer und Sportstätten gegeben hat. Man spricht davon, daß fast jeder dritte Bundesbürger betroffen ist. Nach einer Untersuchung an Patienten der Reha-Klinik Bad Oeynhausen sind sogar 80% ihrer Patientenerkrankungen Bandscheibenschäden und Wirbelsäulenleiden. Nach den neuesten Statistiken der Arbeiterrentenversicherung ist der Anteil des Frührentnertums auf Grund von Erkrankungen der Stütz- und Bewegungsorgane im Vergleich zu anderen Erkrankungen seit 1979 bei Männern um 35%, bei Frauen um 47% gestiegen (LVA 1990)[3]. Die Ursachen dieser Leiden liegen u.a. in mangelnder Bewegung und Fehlhaltung in Beruf und Alltag. Allerdings müssen wir uns auch fragen, ob in der Vergangenheit nicht irgendetwas falsch an unserem Sport- und Gesundheitsverständnis war. Viele hiervon betroffene Kursteilnehmer erwarten für sich deshalb von Tai Chi oder anderen alternativen Bewegungsverfahren eine Besserung ihrer Beschwerden, wo Ärzte und Orthopäden nicht oder nur kurzzeitig lindern konnten.

Erfahrungsgemäß wünschen sich Teilnehmer mit Rückenproblemen über das Tai Chi eine Haltungskorrektur, die an der Veränderung ihres Körperbewußtseins ansetzt (Die Bewußtmachung von Bewegungen und Haltungen durch das Erkennen beeinflussender Körpersignale durch die Schulung der Sinne "Kinästhesie") (BILD 9 s. nächste Seite).

Einige Teilnehmer wünschen sich darüber hinaus ein Übungssystem, das sie selbstgesteuert in ihrem häuslichen Alltag praktizieren können (selbstgesteuertes Bewegungshandeln). Andere Teilnehmer wünschen sich über das Tai Chi Chuan eine vegetative Beruhigung bei gleichzeitiger sanfter Betätigung. Weitere Teilnehmer sind froh darüber, sinnvolle Bewegungsarbeit mit einer meditativen Grundhaltung verbinden zu können. Für sie ist der Charakter des Tai Chi Chuan als Bewegungsmeditation sehr wichtig (vgl MOEGLING/MOEGLING 1984, S. 25-43). Derartige Einschätzungen sind zunächst noch subjektive Erfahrungen der Autoren mit Teilnehmern der eigenen Kurse, die durch objektive Untersuchungen erhärtet werden müßten.

Falls es sich herausstellt, daß Tai Chi Chuan im Bereich der ambulanten Herzgruppen (z.Zt. fast 2500 Gruppen in der BRD) das Erreichen medizinisch sinnvoller bewegungspädagogischer Ziele bewirken kann (z.B. Eigenkorrektur durch bewußte Körpererfahrung, Vermeiden von Preßatmung, bewußter Wechsel von An- und Entspannung,

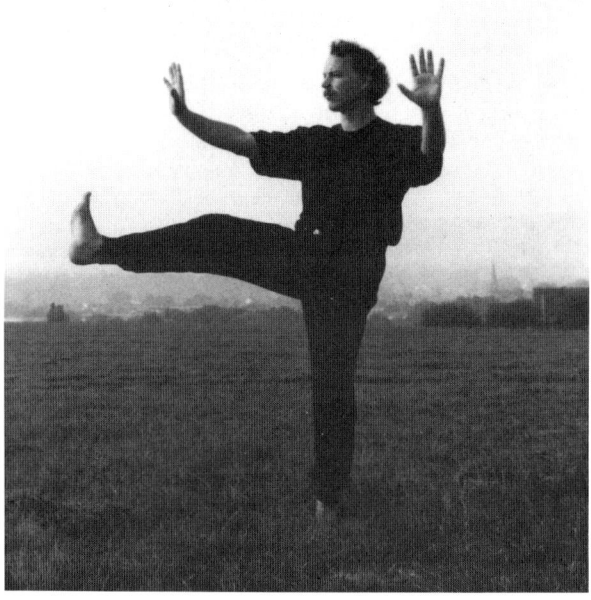

Bild 9: Gleichgewicht, Koordination und Selbstverteidigung beim Fersenstoß

eigenverantwortetes Ausdauertraining mit wirksamer Kreislaufbelastung), wird sich möglicherweise das Tai Chi Chuan als ideale häusliche Trainingspraxis herausstellen, die risikolos auch von sehr niedrig belastbaren Herzkranken ausgeübt werden kann. Erste Ansätze wurden beim Deutschen Turnfest '90 von der Herrensportgruppe des TUS Alchen gezeigt, die die Tai Chi Bewegungsform nach dem Stil "Honan" vorführte. "Asiatisches Tai Chi hilft Patienten nach dem Infarkt", meldete eine bekannte Zeitung über eine wissenschaftliche Untersuchung in einem englischen Krankenhaus[4].
ESSER u. ZIMMER 1985 berichten über die fehlende Entspannungsfähigkeit und Körperbezogenheit von Herzinfarkt-Patienten. Tai Chi bietet für die Therapie eine nicht-leistungsorientierte Alternative, ein effektives Verfahren zur Körperentspannung, sowie die Möglichkeit habituell gewordene Streßmuster zu durchbrechen. Es fördert die körperliche Selbstwahrnehmung und kann Defizite im Spüren, Fühlen und Wahrnehmen abbauen. Die Autoren verweisen darauf, daß Bewegungen, die langsam und bewußt ausgeführt werden, tiefgreifende Wirkung haben, wie Tonusreduzierung, Durchblutungsverbesserung und Stoffwechselerhöhung (BILD 10 s. nächste Seite).
Für VÖLKER (1991) konnte Tai Chi vielleicht ein handlungsrelevantes Konzept sein, das zu einer richtigen Belastungsintensität hinführt. Belastungserfahrungen aus dem Alltag werden meist auf den Sport übertragen (Transfereffekt); dies führt oft zu hohen Belastungsintensitäten und somit eher zu negativen Auswirkungen auf die Gesundheit (immunsuppressive Reaktion).

4. Untersuchungen zu physiologischen Wirkungen des Tai Chi Chuan[5]
Da die alte chinesische Medizin eine reine Erfahrungsmedizin war, die auf wissenschaftliche Untersuchungen weitgehend verzichtete, sind wissenschaftliche Arbeiten zur

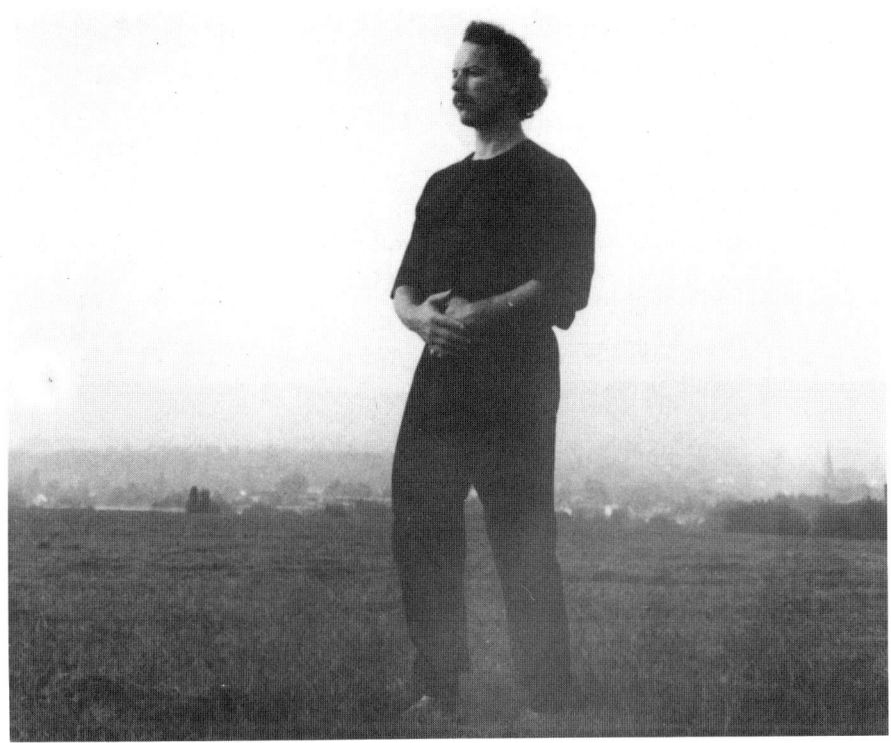

Bild 10: Meditative entspannte Grundhaltung mit Atemlenkung

Gesundheitswirkung des Tai Chi Chuan recht selten oder schwer zugänglich. Dies mag auch an der Tatsache gelegen haben, daß die Durchführung der Stile auf Familientraditionen zurückzuführen sind und einer gewissen Geheimhaltung unterlagen. Erst nach einer breiten Veröffentlichung der "Peking Form" 1956 und der Öffnung Chinas nach außen, wurden auch Ausländer in die Form eingewiesen. Im Zuge der Verbreitung des Übungs- und Gedankengutes und dem Einfluß der westlichen Kultur sind wissenschaftliche Untersuchungen zu Tai Chi, insbesondere in den USA, erfolgt. Die im folgenden kurz referierten Untersuchungen beschränkten sich auf Faktoren wie Atmung, Kreislauf, Energieverbrauch; eine Untersuchung zur Funktionalität der einzelnen Bewegungsbilder ist bisher nicht vorgenommen worden. Verf. werden sich deshalb die Frage stellen, ob die Bewegungen und Körperhaltungen beim Tai Chi Chuan den Erkenntnissen der funktionellen Gymnastik (KNEBEL 1985/88) in bezug auf Rücken- und Gelenkgerechtheit entsprechen, eventuell muskuläre Dysbalancen ausgleichen und eine Ausgewogenheit von Kräftigung und Dehnung der Muskulatur gewährleisten.
Bisherige Untersuchungen:
- 1975 untersuchte TEH SIN HAN an der Nationaluniversität Taiwans sieben Studenten, die über ein Jahr lang in einem speziellen Kurs Tai Chi Chuan praktiziert hatten, auf Herzfrequenz, Blutdruck, Erythrozytenzahl, Blut, Hämoglobin und Lungenkapazität nach einer 20-minütigen Ruhephase. Er verglich die so gewonnenen Werte mit denen von 7 Studenten gleichen Alters, Größe und Gewichts ohne Tai Chi Praxis. Deutliche Unterschiede ergaben die Werte der Herzfrequenz, der Atemfrequenz, des expiratorischen und inspiratorischen Reservevolumens, des O_2-Verbrauchs und des Herzminutenvolumens. Signifikant verringert waren bei der trainierten Gruppe die Atemfrequenz, der O_2-Verbrauch und das Herzminutenvolu-

men, während die Atemreservevolumina erhöht waren. Nicht signifikant erniedrigt war die Herzfrequenz der Tai Chi Chuan-Gruppe, was gleichzeitig mit einer leichten Blutdruck- und Schlagvolumenerhöhung verbunden war. Alle anderen Daten wiesen keine Unterschiede auf.

- Ein Forschungsteam aus Kanada (ZHUO, D. u.a.) untersuchte 1984 Kreislauf, Atmungs- und Stoffwechselreaktionen bei 11 gesunden männlichen Versuchspersonen, (Durchschnittsalter 28,4 Jahre), während und nach Durchführung der langen Form des Tai Chi Chuan (88 Bewegungsbilder, Durchführungsdauer bis 25min). Unter der Hypothese, daß Tai Chi Chuan als Möglichkeit einer aktiven Entspannungstherapie für chronisch kranke Menschen, insbesondere Herzpatienten, in Frage käme, wurden die Parameter Atemfrequenz, Herzfrequenz, Blutdruck und O_2-Aufnahme bestimmt. Die Ergebnisse zeigten, daß Tai Chi Chuan für diese Altersgruppe eine Belastung mit mäßiger Intensität darstellt, vergleichbar mit schnellem Gehen (6 km/h). Die Herzfrequenz der Versuchspersonen stieg durchschnittlich um 45 Schläge über den Ausgangswert, Durchschnitt 134 S/min, Blutdruckwerte 147 mmHg+/-16,7. Nach den heutigen Erkenntnissen ist mit den erreichten Pulswerten ein Trainingsreiz im Sinne des Ausdauertrainings gegeben. Dies gilt besonders für untrainierte Personen. Eine Übertragung der Versuchsergebnisse auf chronisch kranke, untrainierte Menschen ist allerdings fragwürdig. Die Forscher waren erstaunt über die Tatsache, daß die O_2-Aufnahme der Versuchspersonen sich nicht im Einklang mit der Herzfrequenz verhielt, d.h., es hätte mehr O_2 aufgenommen werden müssen. Der Blutdruck senkte sich nicht sofort nach der Belastung auf den Ausgangswert zurück.

- Die vergleichsweise größte Untersuchung wurde von QU MIAN YU in China durchgeführt und 1986 veröffentlicht. Untersucht wurden 88 allgemein gesunde Menschen im Alter von 50-89 Jahren auf die Leistungsfähigkeit ihres Herz-, Kreislauf-, Atmungssystems sowie die Flexibilität der Wirbelsäule und die allgemeine Knochenbeschaffenheit. Der Kreislauftest beinhaltete ein 15-maliges Aufspringen auf eine 40cm hohe Bank. Verglichen wurden 32 Versuchspersonen der Gruppe A, die regelmäßig Tai Chi Chuan durchführten, mit 56 Untrainierten der Gruppe B. Die Versuchsergebnisse zeigten im Kreislauftest normale Puls-, Blutdruck- und EKG-Werte der Gruppe A, während bei Personen der Gruppe B erhöhte Puls- und Blutdruckwerte sowie Veränderungen im EKG zu beobachten waren. Die orthopädische Untersuchung ergab bei Gruppe A 25,8% Veränderungen an der Wirbelsäule im Vergleich zu 47,2% bei Gruppe B. Die Versuchspersonen der Tai-Chi-Gruppe waren flexibler bei der Rumpfbeuge. 77,4% konnten bei gestreckten Knien ihre Fußspitze mit den Fingern berühren. Dies war nur 16,6% der Kontrollpersonen möglich. Röntgenuntersuchungen zeigten bei Gruppe A 36,6% Osteoporoseerscheinungen, während bei 63,8% der Gruppe B diese Veränderungen nachgewiesen wurden. Der Untersucher folgerte aus den Ergebnissen, daß ältere Menschen, die Tai Chi Chuan regelmäßig durchführen, über eine stärkere Physis verfügen und im Vergleich zu diesbezüglich untrainierten Personen wesentlich bessere Gesundheitswerte im kardiovaskulären System, in Knochenbau und Stoffwechsel aufweisen.

Weitere Untersuchungen werden von METZGER/ZHOU (1990) beschrieben. Die Probanden rekrutierten sich aus dem Universitätspersonal der Pekinger Hochschulen. Die Tai Chi Gruppe bestand aus 25 Männern und Frauen, die 5 Jahre und länger Tai Chi intensiv betrieben und einer "Kontrollgruppe", die Sport nicht regelmäßig ausübte, aber die "Peking-Form" beherrschte. Die Untersuchung erstreckte sich über einen Zeitraum von 4 Jahren (83-86). Diese Untersuchung berücksichtigt als einzige die "Peking Form". Meßdaten EEG, EKG wurden vor der Übung in Ruhe und 5min nach einer 30-minütigen Übungszeit genommen.

Herzfrequenz und Atemfrequenz wurden simultan aufgezeichnet.

Die EEG Ergebnisse zeigten ein deutliches Überwiegen des Alpha-Wellen Bereichs bei der geübten Gruppe. Die EKG Messungen ergaben zur Vergleichsgruppe eine verbesserte Regulierung der Herzfrequenz bei anamnestisch bekanntem tachykarden oder bradykarden Verhalten. Bei Personen mit Koronargefäßsklerose konnte im Untersuchungszeitraum eine Durchblutungsverbesserung des Herzens verzeichnet werden.

Die Untersuchung der Blutfettwerte bei der regelmäßig Tai Chi trainierenden Gruppe ergab ausgewogene Verhältnisse der verschiedenen Blutfettanteile, wobei Cholesterin- und Triglyceridwerte unter den WHO Grenzwerten lagen. Verf. begründeten dies mit dem Abbau von Streß durch den entspannten Zustand und das Vorherrschen der Alpha-Wellen. PALOS (1984) zit. bei RÜTHER (1990) berichtet über eine Untersuchung mit Körperpunkt-Mikroamperemetern. Die Messungen an den Energiepunkten vor und nach den Tai-Chi-Übungen zeigten deutliche Veränderungen des elektrischen Hautwiederstandes. Dies deutet darauf hin, daß Tai-Chi-Übungen eine harmonisierende Wirkung auf den Energiestrom im Organismus haben.

5. Die Tai-Chi-Chuan Grundhaltung
5.1 Haltungsbeschreibung (BILD 11, 12)
In der Tai-Chi-Grundhaltung beginnen und in ihr enden alle Tai-Chi-Bewegungen. Die

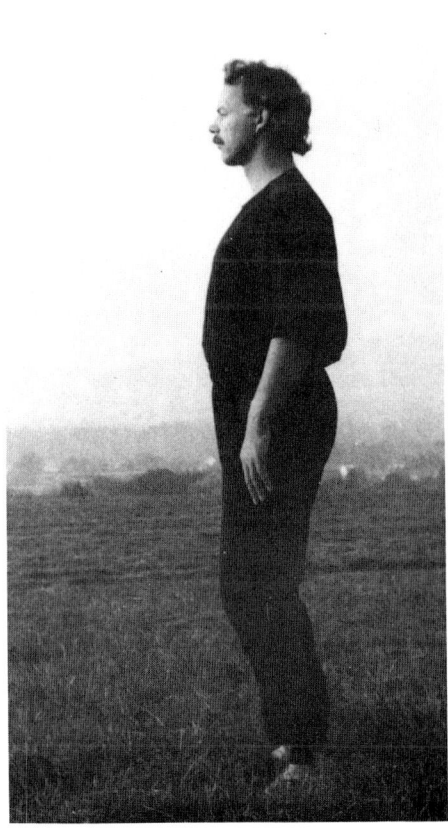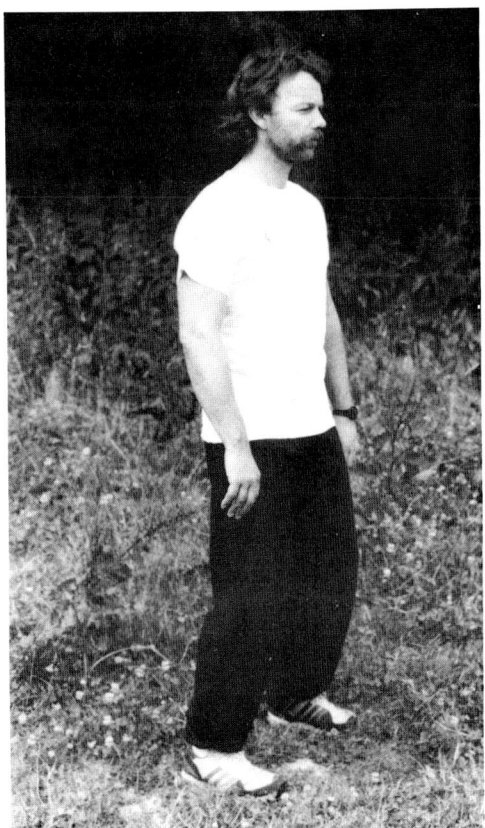

Bild 11, 12: Die Tai-Chi-Grundhaltung

Grundhaltung wird zur Ausführung von vorbereitenden Übungen genutzt sowie als Position, um meditativ zu verharren.

Viele physiologische und Körpererfahrungsaspekte des Tai Chi Chuan lassen sich bereits durch die Beschreibung der Ausführung der Grundhaltung verdeutlichen.

Bei der methodischen Einführung wird die Tai-Chi-Grundhaltung von den Füßen aus aufgebaut. Die Füße sollen schulterbreit - das Maß ist die Fußaußenkante- und annähernd parallel (ein wenig Außenrotation) stehen. Das Körpergewicht wird ausbalanciert, bei beiden Füßen auf die gesamte Fußsohle verteilt. Die einseitige Belastung von Ferse oder Ballen soll vermieden werden.

Die Unterschenkel werden im Fußgelenk so weit nach vorne geneigt, bis die Kniescheibe senkrecht über der Fußspitze steht. Von vorne betrachtet bilden die Unterschenkel weder X- noch O-Beine, d.h., der Fuß steht weder einseitig auf der Außen- noch auf der Innenkante (BILD 13).

Die Vorneigung des Unterschenkels bedingt für den weiteren Haltungsaufbau eine

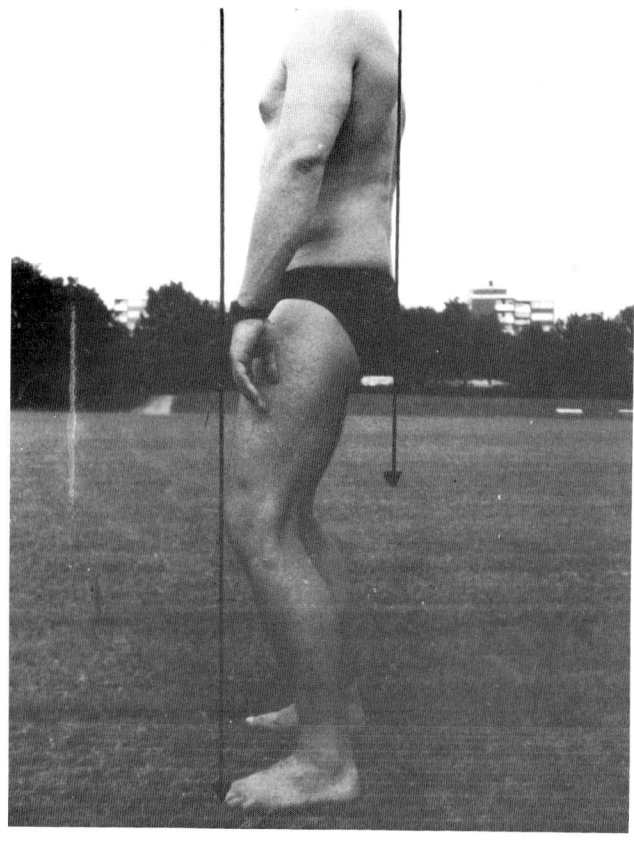

Bild 13: Beugungswinkel der Beingelenke und Aufrichten des Beckens

leichte Beugung im Kniegelenk. Die Oberschenkel sind im Hüftgelenk leicht abduziert, wodurch eine Öffnung des Beckenraums entsteht. Das Becken ist so aufgerichtet, daß Kreuzbein und Lendenwirbelsäule weitgehend lotrecht aufeinander stehen.

Die Kyphose der Brustwirbelsäule wird reduziert, so daß der Rücken insgesamt gerade erscheint. Diese Veränderung der physiologischen Schwingungen der Wirbelsäule, die sich auf der Basis des Beckens aufbauen, sollten jedoch nicht erzwungen werden d.h., muskulär verfestigte Wirbelsäulenkurvaturen müssen behutsam verändert werden.

Der Kopf ruht bei gelöster Muskulatur des Halses entspannt und ausbalanciert auf der Halswirbelsäule. Der oberste Punkt des Kopfes ist der Scheitelpunkt "Bai Hui", dieser Punkt wird nach oben gedrückt (BILD 14).

Dieser aufgerichtete Stand erlaubt bei optimaler Spannungsentwicklung eine maximale

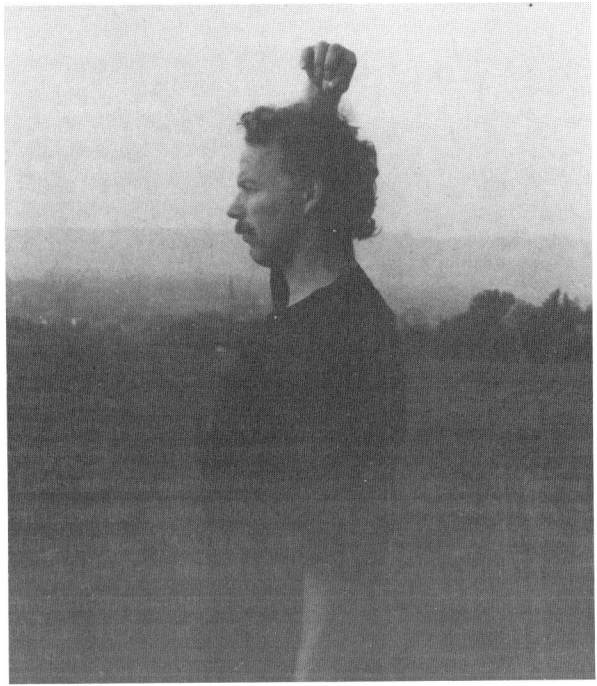

Bild 14: Fadenzugvorstellung beim Ausbalancieren des Kopfes

Entspannung der statisch arbeitenden Haltemuskulatur.

Auch die Gesichtsmuskulatur ist entspannt, der Blick ist geradeaus, aber auf kein bestimmtes Objekt gerichtet. Die Arme fließen gelöst aus den Schultern und hängen seitwärts herunter. Die Hände sind leicht nach innen gedreht, die Finger entspannt. Unter den Achseln wird so viel Spielraum gelassen, daß etwa ein Tischtennisball darunter passen könnte. Die Schultern werden abgesenkt, sind jedoch nicht ohne Spannung im gelenkübergreifenden Deltamuskel. Sie werden unter Aktivierung der Schulterblattmuskeln leicht zurückgenommen. Dabei entwickelt der Übende die Vorstellung, an Breite zu gewinnen; durch diese Haltung geben wir den Brustraum für die Atmung frei.

Die Bauchmuskulatur soll, soweit dies geht, entspannt und locker gelassen werden; dadurch kann der Atem in der Vorstellung hinunter in den Bauchraum geleitet werden. Durch die Ermöglichung der Bauchatmung und der Öffnung des Brustkorbes stehen alle Atemräume der Lunge somit zur Verfügung.

Es geht bei der Tai-Chi-Grundhaltung also nicht - wie in manchen Lehrbüchern behauptet - um eine reine Tiefenatmung im Sinne der Bauchatmung, sondern um die bewußte Lenkung des Atems nach unten und die Nutzung aller Atemräume.

Die "innere Aufmerksamkeit" wird, nachdem der sorgfältige Aufbau der Grundhaltung vorgenommen worden ist, auf den Unterbauch gelenkt. Etwa drei Fingerbreiten unterhalb des Bauchnabels liegt im Bauchraum ein körperlicher Bereich, auf den sich zentriert wird. Aus der Zentrierung auf diesen Bereich heraus beginnen alle Tai-Chi-Bewegungen. Die Chinesen erkannten diesen Bereich als das energetische Zentrum (Tan Tien); dieses Zentrum spielt in allen fernöstlichen Gesundheitspraktiken und Kampfkünsten eine entscheidende Rolle.

Der Vorgang des Zentrierens beginnt mit dem Aufbau der gesamten Körperhaltung von unten nach oben und zur Mitte hin. Der Bauchraum wird entspannt, der Atem nach unten gelenkt und die innere Aufmerksamkeit auf den Tan Tien konzentriert.

Die Grundhaltung ist nun aufgebaut - sowohl körperlich als auch geistig. Ist die Zentrierung erfolgt, so wird der Geist frei zur Öffnung des Bewußtseins nach außen. Der Übende ist in seiner Mitte und nimmt dennoch sehr bewußt Geräusche, Farben, Bewegungen und anderes mehr war, ohne sich auf etwas zu fixieren. Dies ist eine sehr wache Bewußtseinshaltung, die mit der Tai-Chi-Grundhaltung eng verbunden ist.

5.2 Funktionsgymnastische Analyse

Im folgenden Teil unserer Abhandlung soll nun versucht werden, diese Körperhaltung bezüglich ihrer Funktionalität anatomisch und biomechanisch zu analysieren.

Unter Funktionalität soll hier verstanden werden: Rückengerechte Haltung, ausgewogene Belastung der Gelenke, richtige Belastung der Muskulatur im Sinne eines Trainingseffektes zum Haltungsaufbau und Gelenkschutz sowie freie Atmung.

Die spezifischen Zielsetzungen einer Funktionsgymnastik unter reinem Gesundheitsaspekt (keine leistungssportlichen Zielsetzungen) müssen wie folgt heißen:

1. Harmonische Ausbildung aller Organsysteme im Sinne einer Funktionssteigerung im psychophysischen Leistungsvermögen.
2. Ausgleich von angeborenen oder erworbenen Schwächen, insbesondere von einseitigen Alltagsbelastungen (KNEBEL 1985, S.12).
3. Aktivierung der kinästhetischen Wahrnehmung im Sinne der Qualifizierung und Quantifizierung von Muskelspannungen.
4. Aktivierung balancierter Muskelspannungen bei optimal abgestimmter Tonusregulation (WICHARZ 1988).

5.2.1 Fußstellung

Das Lot, gefällt von der Schulter, trifft in der Tai-Chi-Grundhaltung die Mitte des Fußes, so daß von dort aus das gesamte Körpergewicht gleichmäßig auf Ferse und Fußballen beider Füße verteilt wird (BILD 15 s. nächste Seite).

Dadurch werden das Längs- und Quergewölbe der Füße - und damit der stützende Bandapparat und die Muskulatur - entlastet. Die Standfläche ist durch die schulterbreite Stellung zusätzlich vergrößert. Der Körper ist z.B. bei Bewegungen der Arme vermehrt im Gleichgewicht, weil das Lot vom Körperschwerpunkt die Verbindungslinie zwischen den beiden Schultersenkrechten trifft. Durch den nach vorne geneigten Unterschenkel wird die oft verspannte Wadenmuskulatur leicht gedehnt; es ist elastische Energie gespeichert, die bei konzentrischen Bewegungen wieder genutzt wird.

5.2.2 Kniestellung

Bei der vorgegebenen Beugung im Kniegelenk muß die Muskelkraft des Kniegelenkstreckers (Mm. Quadriceps Femuris) exakt der durch Körpergewicht und Schwerkraft enstehenden Belastung entsprechen. Der M. Quadriceps hat seine größte Aktivität in der Endphase der Beinstreckung. Durch den großen Winkel im Kniegelenk und die ausgeglichenen Hebelarme im Knie (Wippbrettprinzip) (Abb. 1, 2 s. nächste Seite) kann der Muskel optimal arbeiten und das Körpergewicht ohne große Anstrengung über einen längeren Zeitraum tragen. Der Druck der Kniescheibe auf die Gelenkfläche des

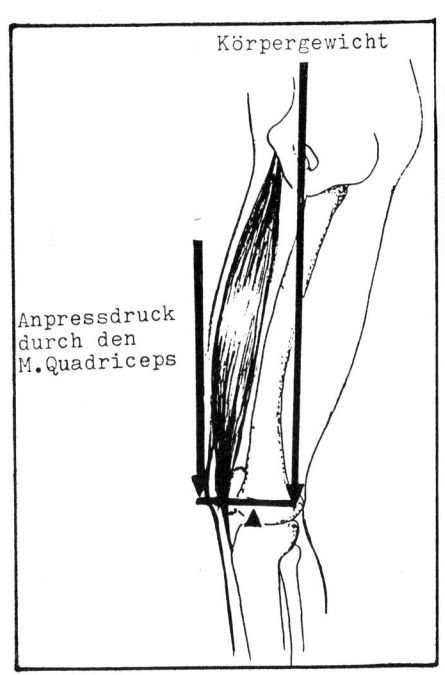

Abb. 1: Wippbrettprinzip im Kniegelenk

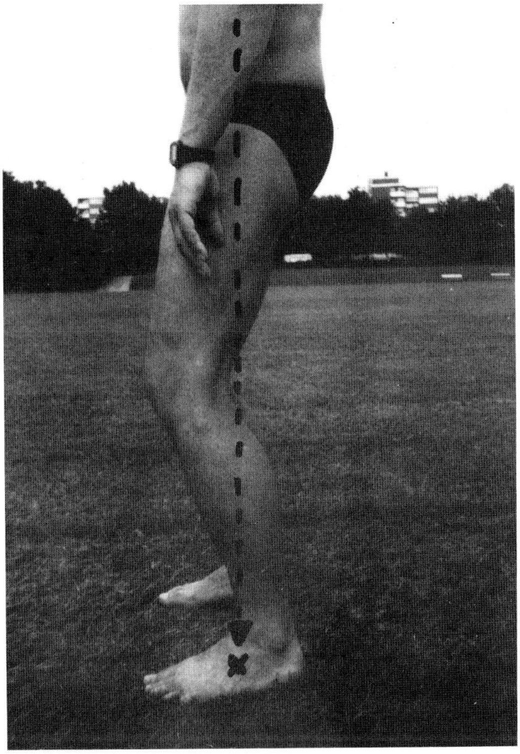

Bild 15: Das Lot von der Schulter trifft den Mittelfuß

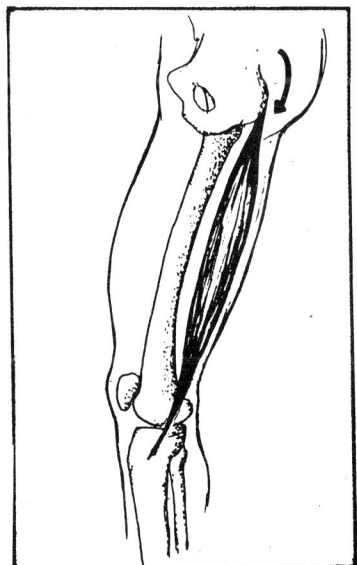

Abb 2: Zugrichtung der ischiocruralen Muskulatur (Oberschenkel medial ges.)

Oberschenkelknochens (Femur) wird in dieser Stellung auf ein Minimum reduziert. Bei der tiefen Kniebeuge muß die Muskelkraft vergleichsweise aufgrund der Hebelverhältnisse 3-7 mal so groß sein wie das Körpergewicht. Die Kniescheibe wird dadurch sehr stark belastet, es kann bei Trainingsfehlern und bei vorgeschädigtem Knorpel zur weiteren Schädigung kommen.

Der gespannte Quadriceps läßt die Kniescheibe wegen ihrer vorgegebenen Struktur entlang einer senkrechten Linie gleiten, der innere Teil des Muskels (M. Vastus Medialis) hindert die Kniescheibe daran, nach außen gezogen zu werden. Weiterhin fixieren die angespannten Muskeln, der M. Vastus lateralis und die Oberschenkelbinde (M. Tensor Fascie Latae) die Kniescheibe von außen und in Zusammenspiel mit dem M. Vastus medialis damit das gesamte Kniegelenk.

Durch das Öffnen der Knie nach außen wird

zusätzlich eine gleichmäßigere Kraftverteilung auf das Kniegelenk gewährleistet. Der Oberschenkelknochen (Femur) ist aufgrund der Winkelstellung zur Traglinie des Beines vermehrten Biegungskräften ausgesetzt (Abb. 3).

Die entstehende Spannung im Knochen kann durch die Muskelkraft und die Zugwirkung der Oberschenkelbinde verringert werden. Der Aufbau aktiver Spannungen der Oberschenkelbinde und des Quadriceps kräftigt beide Muskeln und schützt damit den Oberschenkel vor statischer Biegebelastung sowie das Kniegelenk und die Kniescheibe durch Fixierung. Die Tai-Chi-Grundhaltung bedeutet also isometrischen Spannungsaufbau in der Oberschenkelmuskulatur. Bei längerer Einnahme dieser Körperposition über trainingswirksame Zeiten kann es zu einer Kräftigung dieser Muskelgruppe kommen.

5.2.3 Beckenstellung

Die Muskel- und Bandfixierung des Hüftgelenks ist bei leichter Beugung, Außenrotation und Abduktion des Femurs am meisten entspannt; dies bedingt mehr Bewegungsfreiheit für den Oberschenkel. Die Streckung im Hüftgelenk wird durch die Längsbänder abgebremst. Sie verhindern das Nach-hinten-Kippen des Beckens und sparen damit die Muskelkraft, die normalerweise zur Ausbalancierung des Beckens notwendig ist (WALDEYER 1973). Das Becken wird im aufrechten Stand aktiv durch Bauch-, Gesäß- und Hüftmuskulatur sowie die Schenkelanzieher (Adduktoren) in seiner Lage gehalten (Abb. 4 s. nächste Seite).

Die Hüftmuskulatur (M. Illiacus und M. Psoas major) ist sehr stark; sie kippt das Becken nach vorne; dieser Vorgang wird zusätzlich durch die Adduktoren (außer Adduktor Magnus), die oft verkürzt sind, unterstützt. Für den notwendigen Kräfteausgleich sind die Gegenspieler, nämlich Bauch- und Gesäßmuskeln, meist zu schwach. Es kommt zur Hohlkreuzhaltung und den damit verbundenen Wirbelsäulenschmerzen (LWS-Sysndrom, Lumbago, Ischialgie). In der Tai-Chi-Grundhaltung werden durch die Beugung im Hüftgelenk die Muskeln Illacus und Psoas Major sowie die Adduktoren durch Annäherung von Muskelursprung und Ansatz entspannt.

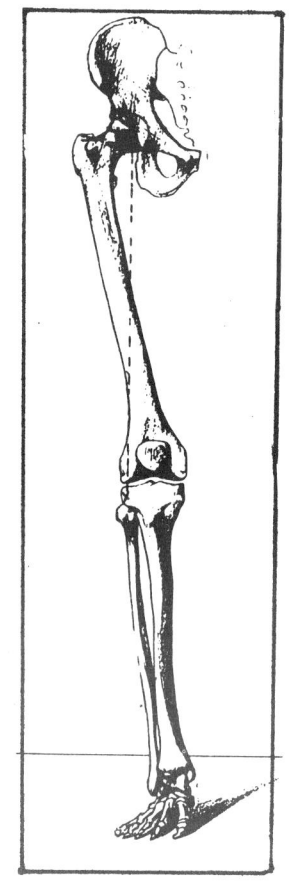

Abb. 3: Winkelstellung des Femurs
Veränderung der Traglinie durch Veränderung der Fußstellung (Standposition)

Die notwendige Aufrichtung des Beckens wird über einen Teil der Gesäßmuskeln sowie die Aktivierung der Hüftstrecker (Ischiocruale Muskeln) ermöglicht, da deren Kräftepotential durch die Hüftbeugung größer geworden ist. Dadurch kann die Bauchmuskulatur in ihrer Funktion als Beckenaufrichter entlastet werden.

Nach einiger Übungszeit ist sogar eine weitgehende Entspannung der Bauchmuskeln möglich. Dies bedeutet wiederum freiere Bewegung für das Zwerchfell und ermöglicht damit die Atmung in den Bauchraum. Allerdings sollte ein gewisser Innendruck aufgrund des "Tube-press"-Mechanismus erhalten bleiben. Dieser entlastet mit der

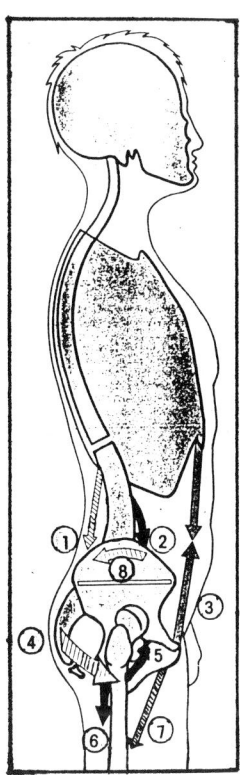

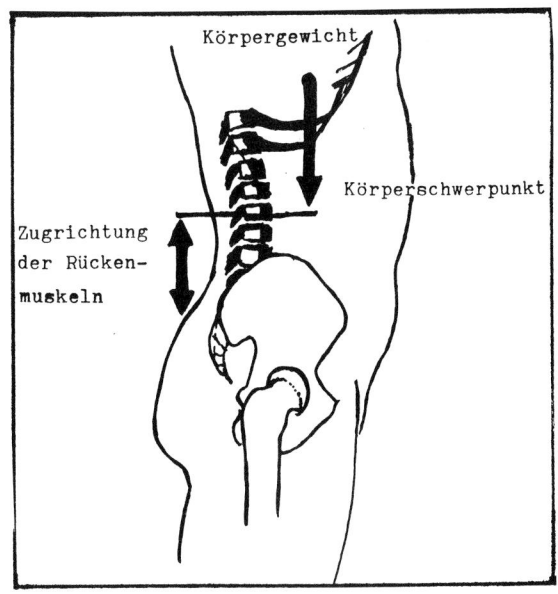

Abb. 5: Wippbrettprinzip am 3. Lendenwirbel. Muskelzug und Körpergewicht müssen sich die Waage halten.

Abb. 4: Muskelzug im Bereich Becken und Lendenwirbel.

(Verändert nach Kapandji 1984)
Legende:
1. Tiefe Rückenmuskeln
2. M.psoas major
3. Gerade Bauchmuskeln
4. M.Gutaeus maximus
5. M .Iliopsoas
6. Ischiocrurale Muskeln
7. Adduktoren
8. Gewünschte Aufrichtung des
   Beckens durch Muskelzug

Senkrechtstellung der Wirbelsäule die Bandscheiben im Lendenbereich in Belastungssituationen und zwar je nach Ausprägung bis zu 50% die Bandscheibe Th 1/L1 und 80% L5/S1. Der Tonus der Rückenmuskulatur und die damit aufgebrachte Kraft ist dabei ebenfalls erheblich vermindert (KAPANDJI 1984). Der Druck auf die Bandscheibe hängt ab vom Körpergewicht sowie von der Kraft, mit der sich die benachbarten Muskeln (Rückenstrecker, Bauchmuskeln) zusammenziehen. Durch die Entspannung dieser Muskelgruppen wird die Zugkraft verringert. Der Zug des Oberkörpers nach vorn muß durch die Zugkraft der Rückenmuskeln ausgeglichen werden. Entsprechend dem Wippbrettprinzip ist es notwendig, den Schwerpunkt des Oberkörpers möglichst nahe an die Wirbelkörper heran zu bringen, um die Rückenmuskulatur zu entlasten. In der Tai-Chi-Grundhaltung läuft die Lotlinie des Schwerpunktes näher vor dem Zentrum des 3. Lendenwirbels (angenommene Drehachse) als im normalen Stand (Abb. 5).
Dies bedeutet eine positive Verschiebung des Hebelarmes hin zur Rückenmuskulatur. Es ist weniger Spannung nötig, den Oberkörper zu halten; außerdem verringert sich durch die Verkürzung des Hebelarmes die auf die Bandscheibe wirkende Kraft (Entlastung der Bandscheibe). Dies bedeutet außerdem eine verbesserte Stoffwechsellage der Bandscheibe. Es ist anzunehmen, daß es auch im Beckenbereich durch die veränderte Wirbelsäulenhaltung zu einer günstigeren Druckverteilung kommt (Abb. 6 s. nächste Seite).

5.2.4 Schulterstellung und Kopfhaltung

Die Tai-Chi-Haltung im Schulterbereich ermöglicht weitgehende Entspannung der oftmals verspannten Hals- und Nackenmuskulatur durch bewußtes Absenken der Schultern. Isometrisch gekräftigt oder aktiviert werden der vordere und mittlere Teil des Deltoideus durch die Innenrotation des Armes im Schultergelenk. Der Deltamuskel hat eine wichtige, das Schultergelenk schützende Funktion (BILD 16).

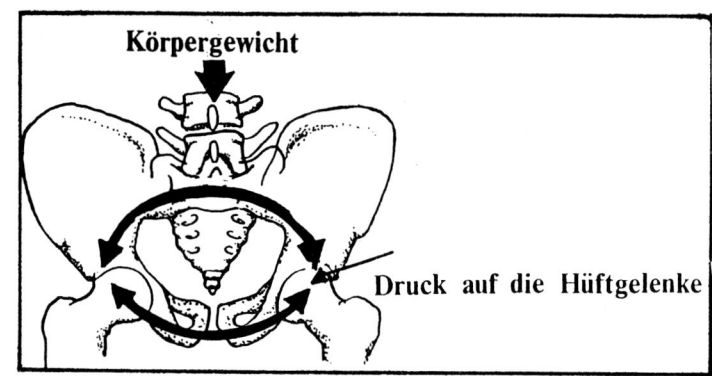

Abb. 6: Druckverteilung im Becken. Die Drucklinien stehen bei aufgerichtetem Becken nicht mehr übereinander auf dem Hüftgelenkkopf.

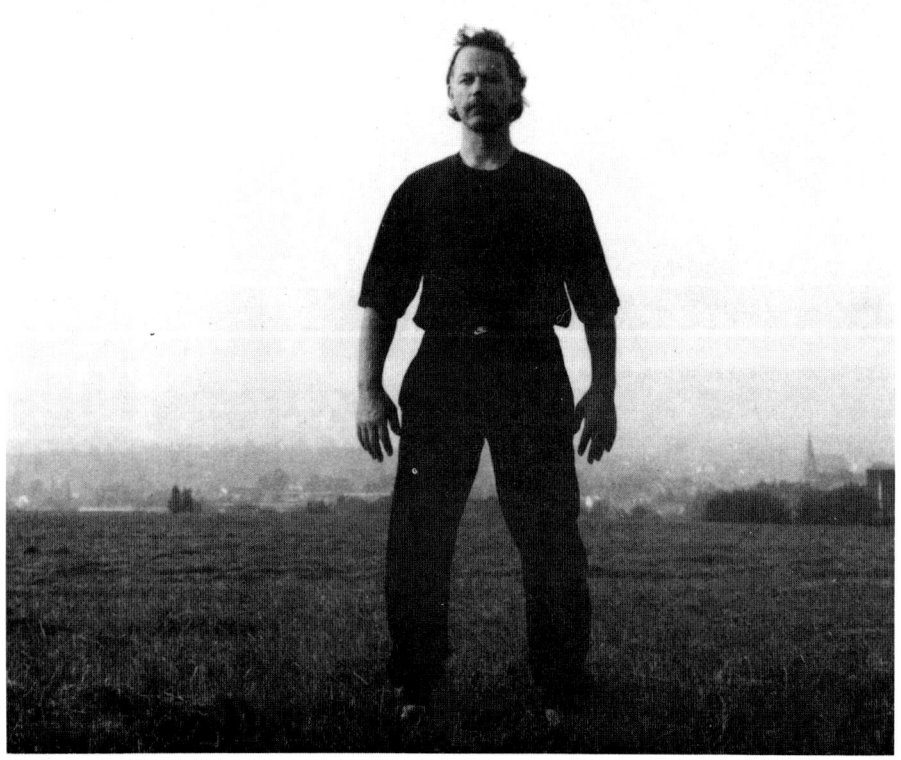

Bild 16: Schulterstellung

24

Durch das Anziehen des Kinns wird den meist zu schwachen Kopfbeugemuskeln mehr Aufmerksamkeit geschenkt, und die Kopfstrecker werden leicht gedehnt (Abb. 7).

Der Schwerpunkt des Kopfes(G) liegt bei einem erwachsenen Menschen vor dem Gelenk zwischen Kopf und oberstem Halswirbel(1). Die Nackenmuskulatur hält von ihrem Ursprung(F) den Kopf im Gleichgewicht und muß daher gegen die Schwerkraft dauernd Spannung aufbauen. Eine Kopfvorneigung vergrößert die Muskelarbeit um das 3-Fache. Bei der Vorstellung, der Kopf wäre an einem Faden aufgehängt(V), kommt es zu einer Streckung der Halswirbelsäule und gleichzeitiger Entlastung der tonischen Nackenmuskulatur durch dosierten Einsatz der Kopfbeuger (prävertebrale Gruppe). Die Durchmesser der Austrittskanäle für die Nerven werden bei der Streckung der Halswirbelsäule vergrößert, dies bewirkt deren verminderte Reizung.

Die Beseitigung der muskulären Dysfunktion durch Dysbalance im Schulter- Nacken-Bereich hat keine geringe Bedeutung bei der Therapie von Kopfschmerzen. (FRÖHLICH 1988)

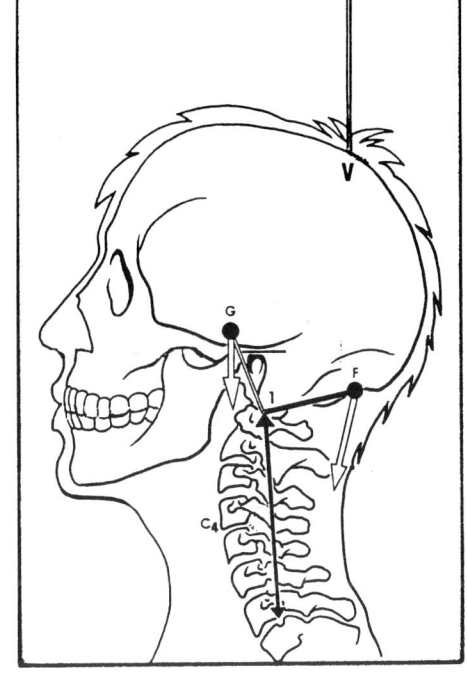

Abb. 7: Die Kopfbalance (Erklärung im Text) (verändert nach Kapandji 1984)

5.2.5 Zusammenfassung der anatomischen und biomechanischen Gesichtspunkte

Der Körper sollte sich beim Stand im Lot befinden, sonst müssen wir beträchtliche Energien aufwenden, um uns aufrecht zu halten. Bei einer Ausrichtung entsprechend der Gleichgewichtsachse stützt der untere Körperabschnitt den jeweils darüberliegenden. Die Tai-Chi-Grundhaltung verbessert in diesem Sinne die Traglinien auf die Gelenke des Körpers in Hals-, Schulter-, bis hin zum Hüft-, Knie- und Fußbereich. Obwohl durch das Vermeiden eines Drehmomentes in dieser Haltung nur ein Mindestmaß an Energieaufwand notwendig ist, kommt es durch den Spannungsaufbau bei längerer Verweildauer zu einer isometrischen Kräftigung wichtiger Muskeln, deren Funktionen auf Stabilität sowie Gelenkschutz ausgerichtet sind. Bei einer maximalen Aktivierung der Muskulatur ist eine optimale Tonusregulation möglich.

Beide Faktoren entlasten gemeinsam unsere Wirbelsäule und die Gelenke. Die Tai-Chi-Grundhaltung kann aus diesen Gründen als funktionell entsprechend der eingangs beschriebenen Vorgaben bezeichnet werden.

5.3 Tai-Chi-Grundhaltung als funktionelle Ausgangsstellung für eine vorbereitende Bewegungsschulung und die Körperwahrnehmung

Viele vorbereitende Übungen werden bei MOEGLING (1988) vorgestellt. Das Erlernen des richtigen Stehens ist ebenfalls ein wichtiges Teillernziel der Rückenschule. Der Übende soll erfahren, daß bei muskulär fixiertem Rumpf alle Bewegungen mit den Extremitäten möglich sind. Die Bandscheibenbelastung wird im Alltag dadurch erheblich verringert (BILD 17-19).

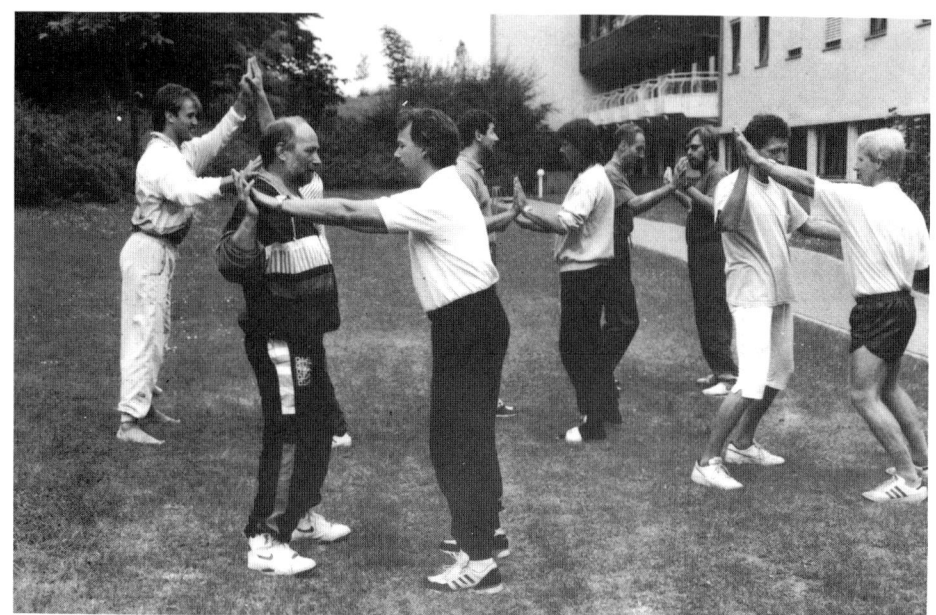

Bild 17

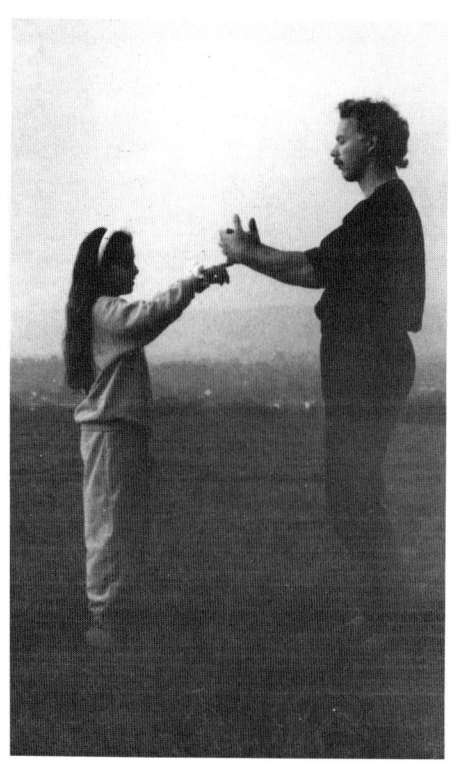 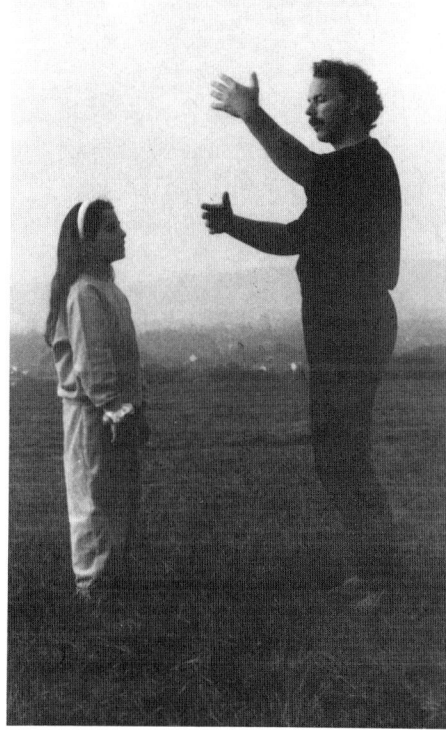

Bild 17: Partnerübung zum Gleichgewicht
Bild 18, 19: Körperwahrnehmungsübung "Die Alge"

6. Tai Chi Chuan in der klinischen Sporttherapie
"Das Tai-Chi-Gehen"

Das System des Tai Chi Chuan beinhaltet eine fast unübersehbare Anzahl von Übungen und Übungssystemen (Formen). Es gibt sehr lange Formen, in denen bis zu 144 Bewegungsbilder aneinandergereiht sind, aber auch kleine Formen (z.B. 5 Bewegungsbilder) und Einzelübungen. Letztere sind für alle Altersgruppen relativ schnell erlernbar und können aufgrund ihrer Gesundheitswirkung in die Sporttherapie integriert werden. In China wird Tai Chi seit Jahren im klinischen Bereich angewandt.

Alle Übungssysteme basieren auf grundlegenden Prinzipien wie z.B. "Aufrecht, Langsam, Nachgebend, Beckenbewegung, koordinierte, gleichmäßig fließende Bewegung, natürliche Atmung u.a." (BILD 20, 21).

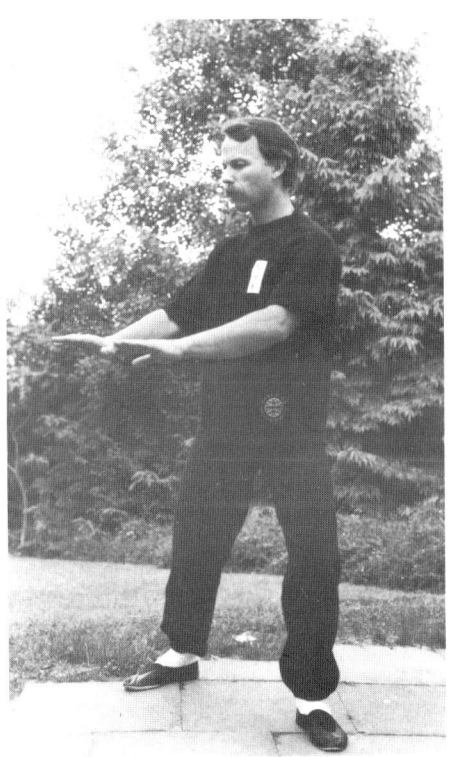 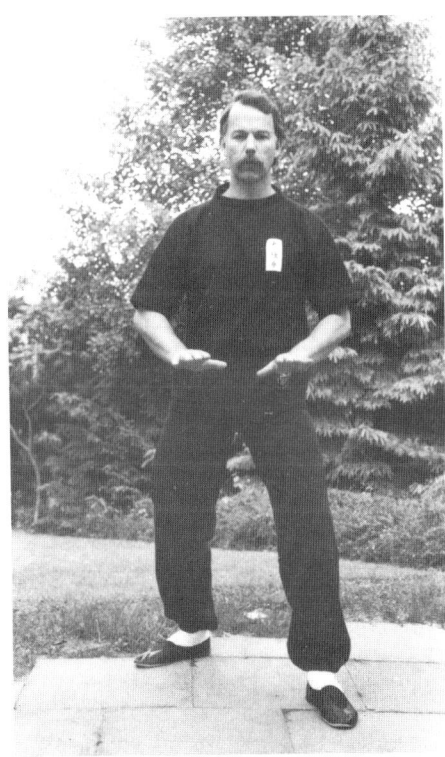

Bild 20, 21: "Mühlsteinbewegung" Bewegung des Beckens

Diese Prinzipien in der methodischen Erarbeitung des Tai-Chi-Gehens zu verdeutlichen und anhand einer funktionsgymnastischen Analyse die gesundhaltende Wirkung dieser Bewegung nachzuweisen, soll in den folgenden Kapiteln versucht werden.

Der Grundschritt des Tai Chi Chuan, das Tai-Chi-Gehen, taucht in allen Tai Chi Formen immer wieder auf (z.B. "alte Yang-Form"). In unserer methodischen Vorgehensweise beim Erlernen der Form versuchen wir, zunächst das Tai-Chi-Gehen zu lehren, bevor wir Rumpf- und Armbewegungen der Bewegungsbilder vermitteln. Ohne den soliden und genauen Aufbau des Grundschrittes kann eine fließende und weiche

Bewegungsausführung der Tai-Chi-Bewegungsbilder nicht gelingen, denn dazu sind unter anderem die Führung der Bewegungen aus dem Becken, die Fixierung des Rumpfes, die Veränderung der gewohnten Wirbelsäulenhaltung, die Aufrichtung des Beckens, die Verlagerung des Körperschwerpunktes und die Gleichgewichtsschulung notwendig.

Daher muß sehr viel Zeit auf das Einüben des Grundschrittes verwendet werden. Auch der Fortgeschrittene muß immer wieder den Tai-Chi-Grundschritt sehr bewußt durchführen und eine weitere Feinkorrektur erhalten um das "richtige Maß" zu erfahren.

6.1 Bewegungsbeschreibung
Das Tai-Chi-Gehen erfolgt immer mit nach unten verlagertem Schwerpunkt. In der Schrittstellung ist entweder das vordere oder das hintere Knie gebeugt. Der Oberkörper bleibt auch während der Bewegung immer aufgerichtet, die Bauchmuskeln sind dabei möglichst entspannt. Der Blick ist geradeaus gerichtet, der Kopf wird ausbalanciert aufrecht gehalten. Die Aufmerksamkeit des Übenden ist sowohl in sich hinein als auch nach außen gerichtet.

6.1.1 Die Ausgangsstellung
Der Übende steht in der "Schützenstellung-links" (BILD 22).

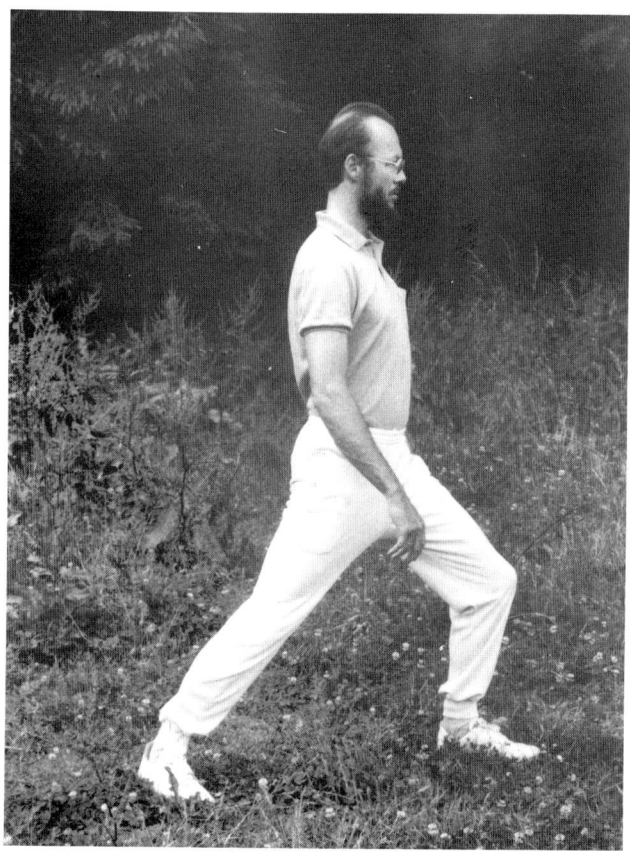

Bild 22: Schützenstellung-links

Hierbei ist das linke Bein nach vorne gestellt und in den Gelenken (Knie- und Fußgelenk) so weit gebeugt, daß sich das Knie etwa über der Fußspitze befindet (auf keinen Fall weiter vorn). Das rechte Bein ist nach hinten gestreckt, die Fußsohle bleibt vollständig auf dem Boden. Das Körpergewicht ist weitgehend auf das vordere Bein verlagert. Die Fußspitze des vorderen Fußes zeigt nach vorne, während die Fußspitze des hinteren Fußes ca. 45° nach rechts zur Seite zeigt.Der Vorwärtsabstand der Fersen beträgt etwa 2 Fußlängen oder mehr, der Seitwärtsabstand 1 Fußlänge (max. 30cm). Die gedachten Linien durch die Längsachsen der Füße ergeben ein großes L, deswegen nennt man diese Schrittstellung auch L-Stellung. Aus dieser "Schützenstellung-links" heraus beginnt der Übende den Tai-Chi-Grundschritt (BILD 23-29).

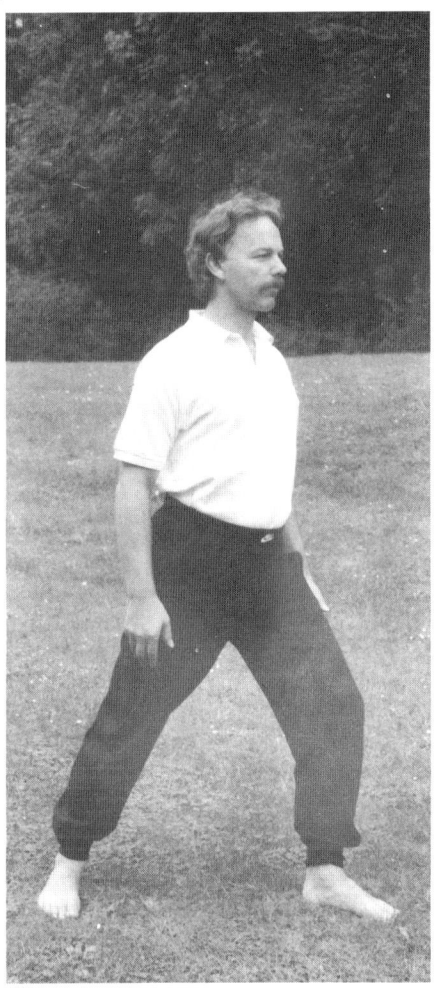

Bild 23

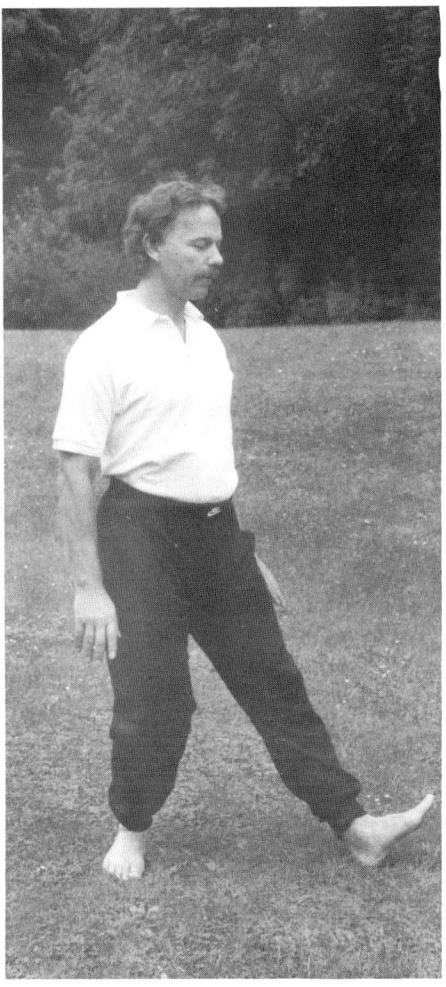

Bild 24

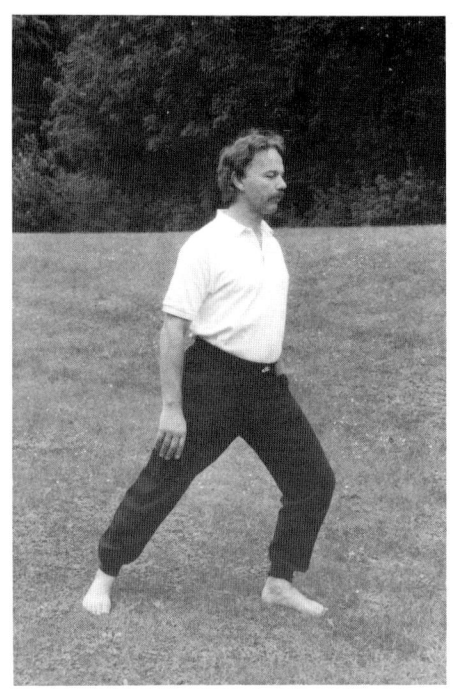

Bild 25

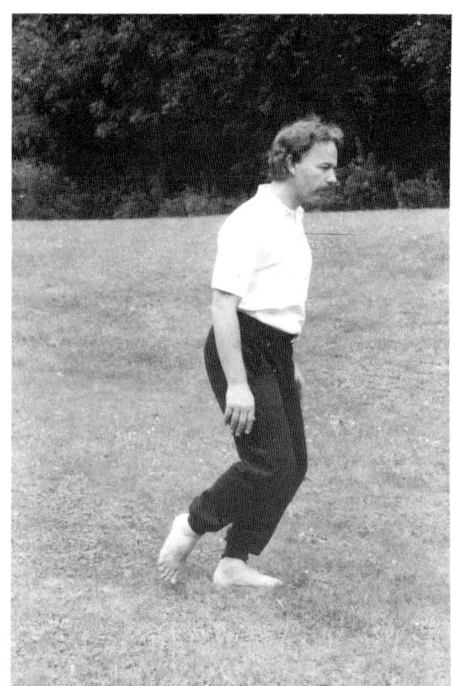

Bild 26

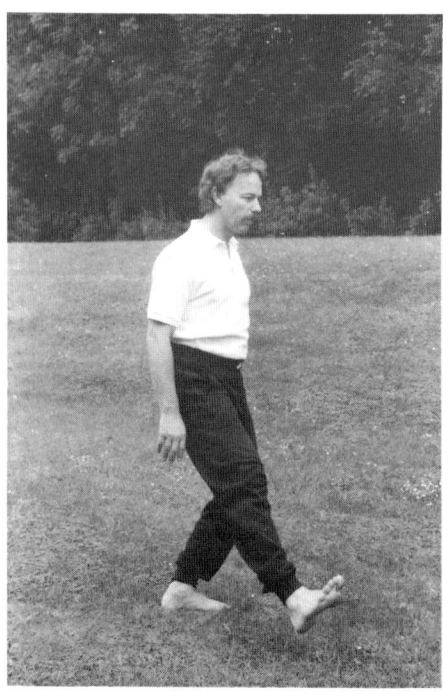

Bild 27

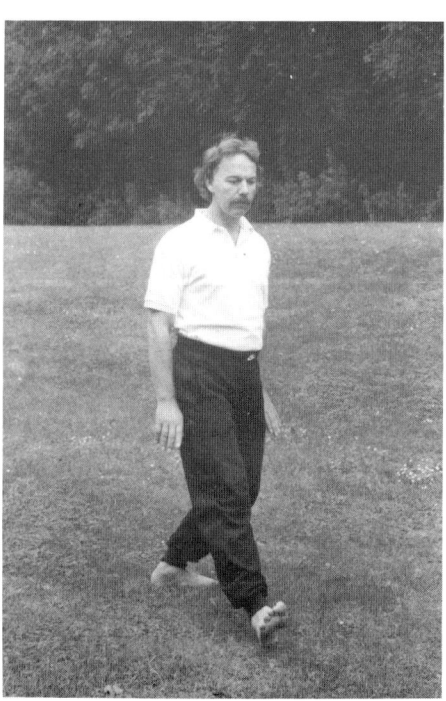

Bild 28

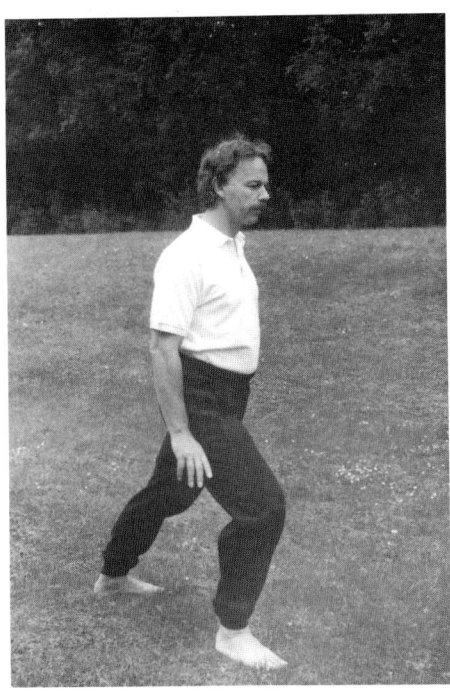

Bild 29

Bild 23-29: Tai-Chi-Grundschritt

6.1.2 Die Gehbewegung

Das Gewicht des Körpers wird zurück auf das rechte Bein verlagert, wobei sich das linke Bein streckt und das rechte Bein sich im Knie- und Fußgelenk so beugt, daß das Knie über der Fußspitze steht. Die linke Fußspitze wird angehoben und der Fuß auf der Ferse so nach außen gedreht, daß die Fußspitze nun im Winkel von 30-45° nach außen aufgesetzt werden kann. Diese Bewegung wird eingeleitet durch eine Beckendrehung nach links. Die weitere Drehbewegung des Beines erfolgt aus dem Hüftgelenk. Nun wird das Gewicht wieder nach vorne auf den linken Fuß verlagert. Diese Bewegung, die immer wiederkehrt, nennt man deshalb "Schaukelschritt".

Ist das Gewicht des Körpers vollends auf den linken Fuß verlagert, kann der hintere rechte Fuß von der Ferse zum Ballen abrollend angehoben werden. Die Körperhöhe wird hierbei nicht verändert. Ist das Körpergewicht nun genau über dem linken Fußballen, wird der rechte Fuß zum linken Fuß und an diesem vorbei in einem Bogen nach vorne/außen geführt. Er setzt mit der Ferse sanft auf und rollt langsam über den Außenrist der Fußsohle nach vorn ab. Erst im letzten Drittel dieser Abrollbewegung wird das Körpergewicht (ca. 70%) nach vorn verlagert. Gleichzeitig beginnt sich das rechte Bein in Knie- und Fußgelenk so weit zu beugen, bis das rechte Knie über der rechten Fußspitze steht. Das Becken ist jetzt wieder nach vorne gerichtet (die Körpertiefenachse zeigt in Bewegungsrichtung).

Der Übende hat die "Schützenstellung-rechts" eingenommen. Der Körper bleibt weiterhin aufrecht, das Becken ist aufgerichtet, die Arme hängen locker seitlich herunter. Die Körperhöhe wurde während des gesamten Schrittes nicht verändert, d.h. der Körperschwerpunkt wird wie auf einer horizontalen Schiene vor- und zurückbewegt. Aus der "Schützenstellung-rechts" heraus beginnt nun eine neue Sequenz des

Grundschrittes, in dem das Gewicht wieder nach hinten verlagert wird und der "Schaukelschritt" über das aktive Anheben der rechten Fußspitze erfolgt.

6.2 Die Anwendung des Grundschrittes

Das Tai-Chi-Gehen wird in einer oftmaligen, fließenden Aneinanderreihung des Tai-Chi-Grundschrittes geübt, z.B. im Sinne einer Endlos-Übung. Wenn das Tai-Chi-Gehen weitgehend erlernt ist, können die ersten Bewegungsbilder der Tai-Chi-Formen methodisch erarbeitet werden, z.B. "Teile der Mähne eines wilden Pferdes" oder "mit der Hand über das Knie streifen" (BILD 30, 31).

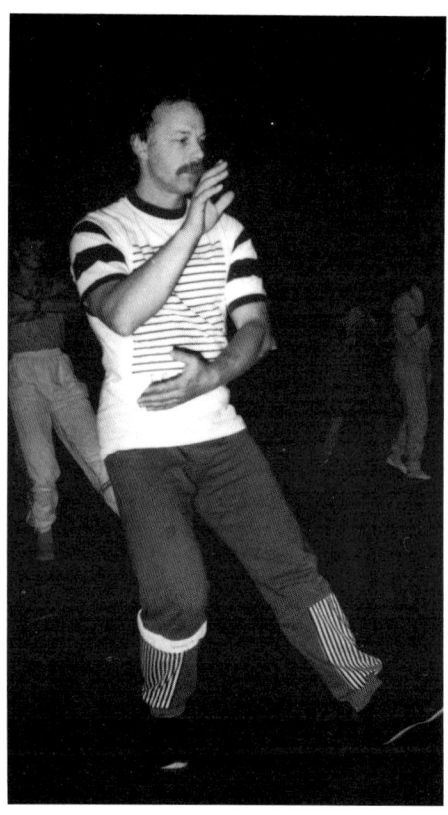 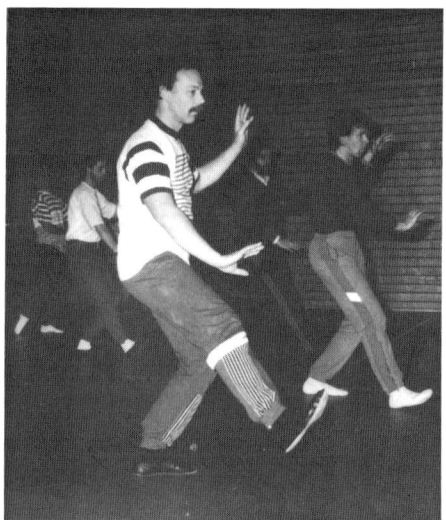

Bild 30, 31: Anwendungsbereiche
        "Teile die Mähne des wilden Pferdes"
        "Mit der Hand über das Knie streifen"

Das Tai-Chi-Gehen bedarf einer hellwachen Aufmerksamkeitshaltung und Konzentration für den gesamten Prozeß des Bewegungsablaufes. Besonders wichtig im Sinne der Körpererfahrung sind das Erfühlen des Untergrundes, auf den der Fuß sich aufsetzt, das bewußte Abrollen des Fußes und insbesondere das richtige Timing in der Gewichtsverlagerung. Der "Strom" der Nervenimpulse aus der Fußsohle ist ein wichtiger Faktor für die Kontrolle der gesamten Körperhaltung. Dieser Informationsfluß ensteht durch die Zusammenarbeit von Hautrezeptoren, (Spannungs- und Druckrezeption) und Gelenkrezeptoren des Fußes.
Der Übende sollte deshalb, soweit möglich, kein festes Schuhwerk tragen, da dies das

sensible Erfühlen des Bodenkontaktes verhindert.

Der Beckenbewegung kommt eine besondere Bedeutung zu, denn sie wird im Tai Chi als der Ursprung für alle nachfolgenden Extremitätenbewegungen, angesehen. Das Becken führt die Gesamtbewegung, und der Übende zentriert sich - wie bei der Tai-Chi-Grundstellung - auf den Unterbauchbereich. Die Beckenbewegung soll auch Schwerpunkt der methodischen Erarbeitung sein.

6.3 Methodik für das Erlernen

Bei der methodischen Erarbeitung des Tai-Chi-Grundschrittes wird davon ausgegangen, daß keinerlei Vorerfahrungen bestehenden und die grundlegenden Prinzipien, wie in der Einleitung beschrieben, erarbeitet werden müssen. (Allerdings wird auf die "Mühlstein-bewegung" vorerst verzichtet).

6.3.1 Erklären und Einnehmen der Schützenstellung

- Vor- und Zurückschwanken, dabei wird auf die aufrechte Oberkörperhaltung sowie auf das abwechselnde Beugen der Beine geachtet (BILD 32).

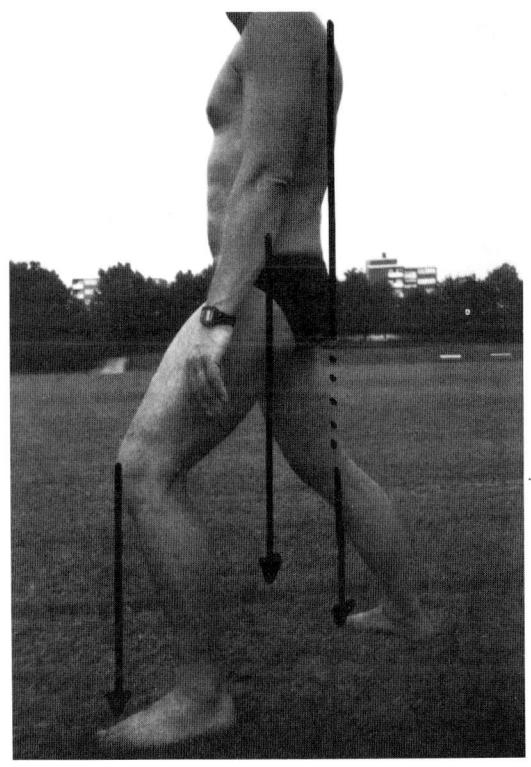

Bild 32: Mittelstellung: Körperhaltung und Kniebeugung, Schwerpunkt zwischen den Füßen

6.3.2 Übungen zum Erlernen des Bewegungsansatzes aus dem Becken

- Partner stehen sich in gleicher Schützenstellung gegenüber, wobei zwei Gymnastikstäbe, die ca. 3cm unterhalb des Bauchnabels an die Hüften gedrückt

werden, den Abstand bestimmen. Die Partner beginnen langsam aus der Mittelstellung hin und her zu schwanken, wobei sie die Stäbe festhalten.
-Dsgl. mit einem Stab (Position unter dem Bauchnabel)
-Dsgl. ohne den Stab festzuhalten (BILD 33).

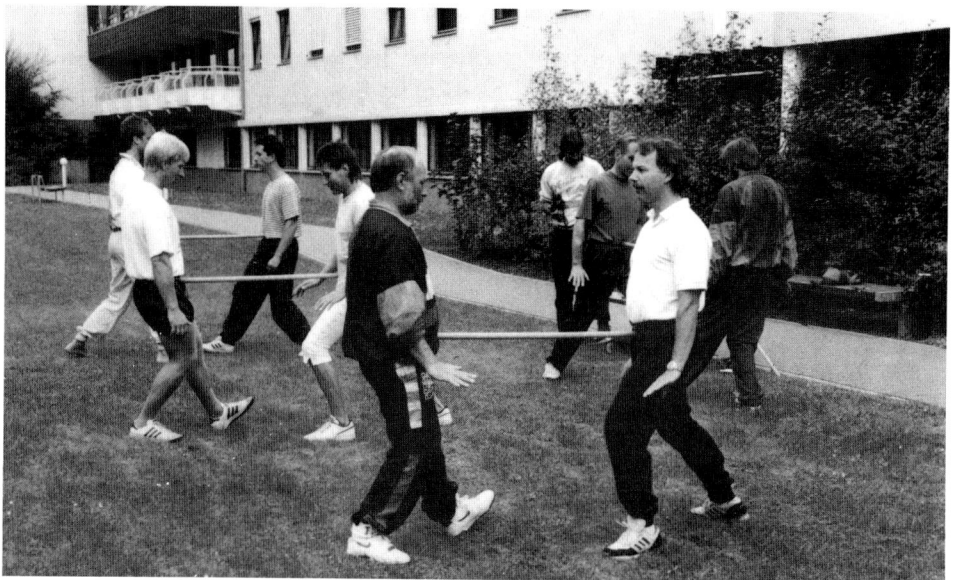

Bild 33: Bewegungsführung aus dem Becken

6.3.3 Übung zum Erlernen der Fußbewegung
- Zum Erlernen der Drehbewegung des vorderen Beines wird beim Zurückschwanken der Fuß angehoben und beim Vorschwanken wieder aufgesetzt.
-Dsgl. in 2 Zyklen, wobei beim ersten Rückschwanken die Fußspitze angehoben und zur Seite, beim zweiten Schwanken der Fuß zurück in die Ausgangsstellung gesetzt wird.

6.3.4 Übung zum Erlernen der tiefen Beckenführung mit Schritten
-Partner dirigiert die Vor- und Rückbewegung seines Gegenübers mit dem Stab.
-Partner bewegen sich wechselweise vorwärts und rückwärts mit Stabverbindung gemeinsam in langsamen Schritten durch den Raum (BILD 34 s. nächste Seite).
- Nach jedem Schritt erfolgt das Vor- und Rückschwanken auf der Stelle.
-Dsgl. wenige Schritte mit geschlossenen Augen machen.

6.3.5 Weitere methodische Vorgehensweise
In der ambulanten Tai Chi Gruppe sind die Teilnehmer im Vergleich zur klinischen Gruppe für die Ziele des Tai Chi Chuan sensibilisiert. In der Methodik steht jetzt neben den Körpererfahrungen die mit der Bewegung assoziierbare Vorstellung im Vordergrund.
Dabei wird Musik als Bewegungshilfe, aber auch als Kontrast eingesetzt (z.B. Schnell - Langsam). Vorrangiges Ziel ist es, den Unterschied zwischen zielorientiertem und prozeßorientiertem Gehen zu verdeutlichen.
Bewegungsaufgaben, wie z.B. unter Zeitdruck ein Ziel zu erreichen, werden mit Bewegungsvorstellungen für das prozeßorientierte Gehen kontrastiert z.B., "stelle dir vor, du gehst auf dünnem Eis, fühle vorsichtig, ob das Eis dich trägt", oder: "gehe über eine Blumenwiese, ohne die Blumen zu zertreten; werde aufmerksam für deinen

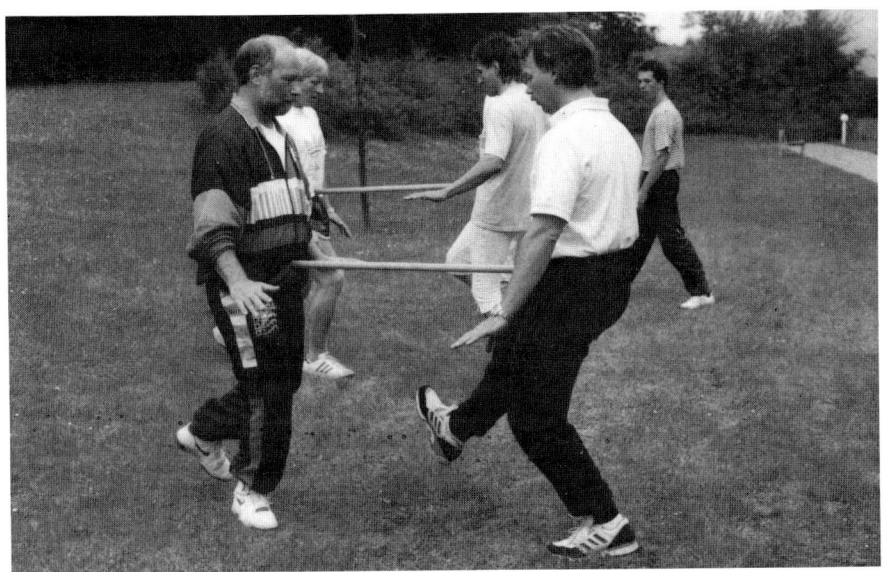

Bild 34: Synchrones Gehen

aufsetzenden abrollenden Fuß" (MOEGLING 1984).
"Werde aufmerksam für dein Gleichgewicht und für die Stabilität des Oberkörpers, in dem du die Vorstellung entwickelst, auf den offenen Händen mit ausgestreckten Armen Kugeln zu balancieren." Ist der Grundschritt erlernt, kann eine frei improvisierte Armbewegung (frei Form) hinzukommen. Arme und Hände bewegen sich bogen- und kreisförmig auf immer neu zu entdeckenden Bahnen. Erst jetzt beginnt das Üben der gebundenen vorgeschriebenen Bewegungen der "Form".

6.4 Funktionsgymnastische Analyse
6.4.1 Die Ausgangsstellung
Die Analyse der Tai-Chi-Gehbewegung beginnen wir aus der Tai-Chi-Grundhaltung heraus (s. BILD 11, 12).
Die Beckenneigung befindet sich dabei in einem labilen Gleichgewicht, wobei unser Achsenskelett alle Bewegungen des Beckens um die quere Hüftgelenksachse weitgehend überwacht und wenn notwendig korrigiert. Auf diese Weise wird eine beständig aufrechte Körperhaltung garantiert. Auf ein Aufrichten des Beckens antwortet die Lendenwirbelsäule mit einer Abflachung ihrer Lordose. Dies geschieht durch leichte Anspannung der Bauch- und Gesäßmuskulatur (TITTEL 1978, S. 268).
Das Ausbalancieren des Beckens wird durch den langsamen Tai-Chi-Grundschritt und das kurze Verweilen des Körpergewichtes auf dem Standbein trainiert, so daß es nach einiger Übungszeit zu einem feindosierten Loslassen der Bauchmuskelspannung kommen kann. So ist weniger Muskelarbeit zur Beckenstabilisierung notwendig. Diese verringerte Muskelspannung und die Verringerung der Lendenlordose vermindert den Flüssigkeitsverlust in der Bandscheibe und reduziert den Druck auf den dorsalen Anulus und die kleinen Wirbelgelenke (DOLAN 1988).

6.4.2 Die Stabilisierung des Beckens
Zu Beginn der Tai-Chi-Gehbewegung erfolgt die Gewichtsverlagerung des Körpers auf ein Bein, im folgenden Standbein genannt (unbelastetes Bein = Spielbein).
Die antagonistischen Kräfte der Ab- und Adduktoren, die das Becken in symmetrischer Stellung äußerst sensibel stabilisieren, verlagern sich so, daß beim Standbein die

Adduktoren, beim Spielbein die Abduktoren überwiegen. Vor dem Anheben des Spielbeines, kommt es zu einem neuen Muskelgleichgewicht, damit das Becken nicht um das Hüftgelenk des Standbeines nach innen kippt (Abb. 8, 9).

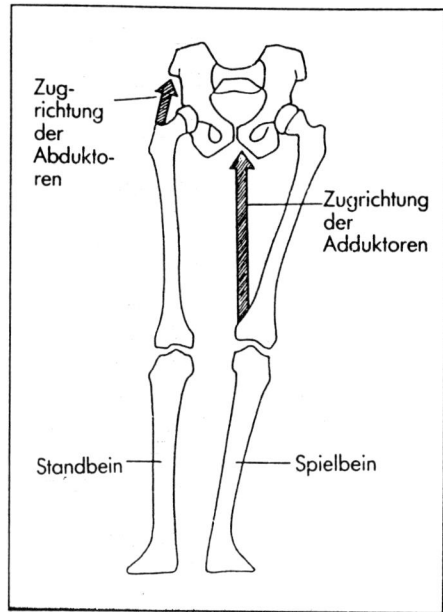 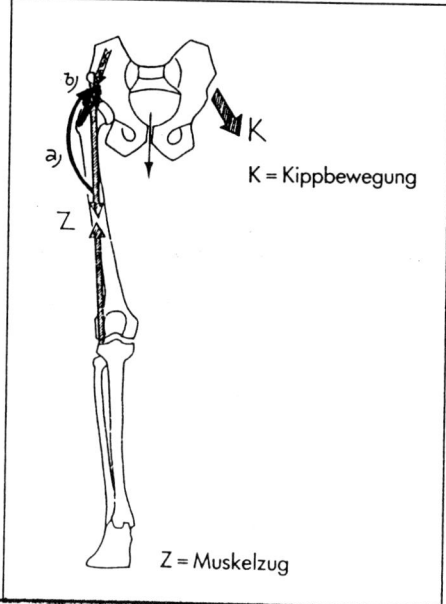

Abb. 8: Veränderung des Gleichgewichtes durch Gewichtsverlagerung nach rechts
Abb. 9: Ausgleich der seitlichen Beckenkippbewegungen durch Muskelspannung
   a) M. Tensor fasciae latae b)M. Gluteus medius u. minimus

Beim Einbeinstand wird das Becken vor allem durch die Abduktoren des Standbeines stabilisiert, d.h. die Last, die auf dem Hüftgelenk des Standbeines ruht, muß durch die Kraft des M. glutaeus medius im Gleichgewicht gehalten werden. Der M. tensor fasciae latae unterstützt diese Stabilisierung. Durch seine Spannung wird auch gleichzeitig das Kniegelenk stabilisiert. Die Abduktoren des Hüftgelenkes müssen beim menschlichen Gehen zur Beckenstabilisierung eine Kraft aufbringen, die dem 3-Fachen des Körpergewichtes entspricht. Dadurch entsteht eine Beanspruchung im Hüftgelenk der Standbeinseite vom 4-fachen Körpergewicht (BIEL 1987). Diese Belastung sollte zur Schonung der Hüftgelenkstrukturen möglichst reduziert werden. Einseitiger und punktförmiger Druck auf das Hüftgelenk kann beim Tai-Chi-Gehen verringert werden:

1. durch die Tieferlegung des Körperschwerpunktes und dem damit verbundenen stabilisierenden Einsatz der Oberschenkelmuskeln, einschließlich des M. glutaeus maximus (dieser entwickelt bei gebeugtem Hüftgelenk seine größte Kraft),
2. durch die flache halbkreisförmige langsame Vorwärtsbewegung des Spielbeines und
3. durch das Aufsetzen der Ferse ohne Gewichtsbelastung. (Einer Überbeanspruchung der Abduktoren wird so bei der Tai-Chi-Gehbewegung vermieden.)

Sind die Abduktoren der Standbeinseite geschwächt, kippt das Becken zur Spielbeinseite. Kompensatorisch verlagert sich der Rumpf auf die Standbeinseite.
Es kommt zu einer Fehlhaltung der Wirbelsäule.

Die Übung des Tai-Chi-Gehen fördert somit den Ausgleich von muskulären Dysbalancen durch kompensatorisches Training. Im Bereich des Beckens werden die zur Abschwächung neigenden Muskeln (Mm. glutaeus medius, maximus und minimus) auf Haltearbeit trainiert, die zur Verkürzung neigenden Adduktoren (M. iliopsoas und M. rectus femoris) durch die weite Schrittstellung mit Gewichtsverlagerung auf das vordere Bein gedehnt (BILD 35).

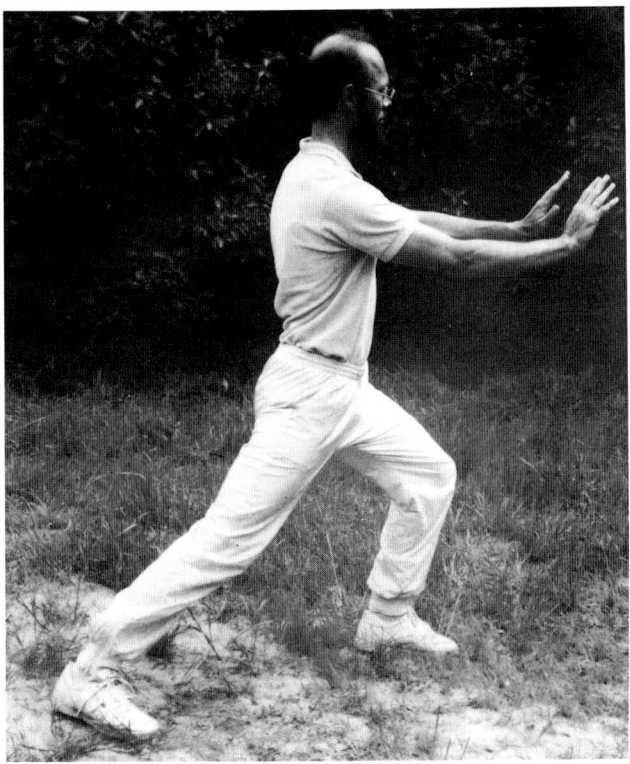

Bild 35: Weite Schrittstellung

Die Trainingswirkung erfolgt im Unterschied zum normalen Gehen durch die langsame Ausführung und die Weite der Bewegungsführung, wobei beim Erlernen das "Prinzip des richtigen Maßes" d.h. zuerst kleinere langsame Schritte zu beachten ist. Ein physiologischer Trainingsreiz für die Kräftigung kann durch die oftmalige Wiederholung des Tai-Chi-Grundschrittes erreicht werden.
Z.B. ist der Verlust von Muskelfasern im Alter (Altersathrophie) als ein neurogenes Geschehen anzusehen. Die Balance zwischen Auf-und Abbauprozessen kann nur dann ausgeglichen sein, wenn weiterhin viele Muskelfasern im koordinativen Muster eingesetzt werden. Trainierbar bleibt vor allem Fasertyp I (ST-Fasern) durch ein dynamisches langsames Krafttraining mit mittlerer Belastung, wenn die ausreichend kontinuierliche Frequenz zur Innervation gewährleistet ist (KÜHNE 1991).
Ein weiterer Vorteil der Übung besteht darin, daß alle Beinbewegungen bei jederzeitiger muskulärer Sicherung der Gelenke besonders der Kniegelenke ablaufen (geschlossenes System). Es kommt im letzteren hauptsächlich zum Abrollen der Gelenkflächen und nicht zum schädlichen Gleiten der Knorpelflächen aufeinander.

6.4.3 Muskuläre Dysbalancen

An dieser Stelle muß zum weiteren Verständnis und zur Begründung des Tai-Chi-Bewegungssystems ein Exkurs vorgenommen werden, in dem der Begriff "Muskuläre Dysbalancen" näher beschrieben wird (SPRING u.a. 1986).

Die menschliche Muskulatur kann aufgrund ihrer Funktion und Struktur in drei Gruppen eingeteilt werden:

1. tonische Muskeln
2. phasische Muskeln
3. tonisch und phasisch wirkende Muskeln.

Die tonischen Muskeln entwickeln diejenigen Kräfte, die dem Menschen seine aufrechte Haltung verleihen, d.h. sie wirken dauernd gegen den Zug der Schwerkraft.

Die phasischen Muskeln haben hauptsächlich Bewegungsfunktion. Einseitige Alltagsbewegungen, Inaktivität, aber auch falsches Training, bewirken eine Veränderung der Muskulatur in Richtung Verkürzung (tonische Muskeln) und Abschwächung (phasische Muskeln). Zwischen beiden Muskelgruppen (Agonist, Antagonist) besteht eine direkte Beziehung über Hemmung und Aktivierung, die durch den Zustand der muskulären Dysbalance empfindlich gestört werden kann.

Dies geschieht z.B. wenn die muskuläre Korrektur der Fehlhaltung eines Gelenkes oder einer Bewegung nicht mehr ausgeübt werden kann. Es erfolgt eine Fehlsteuerung durch die motorischen Nerven, wobei die zuständige Muskulatur sich entweder stark verkürzt oder entspannt (erschlafft). Dies endet auf Dauer in bleibenden Fehlbelastungen der Knorpelflächen und als Folge der Arthrose in den Gelenken. Das Ziel der Therapie muskulärer Dysbalancen ist sowohl das Beheben der Verkürzung als auch der Abschwächung. Therapeutisch ist dazu eine Kräftigung der phasischen Muskeln und eine Dehnung oder Entspannung der tonischen Muskeln notwendig. Diese Bedingungen müßten Tai-Chi-Bewegungen gewährleisten, um im Sinne der Funktionalität zu wirken. Eine Zuordnung der Muskulatur in tonische und phasische Muskeln zeigt die Tab. 1 (s. nächste Seite).

6.4.4 Analyse der Muskelaktivitäten der unteren Extremitäten: Hüft-, Knie-, Sprunggelenk.

Unsere Muskeln haben für die Stabilität des Hüftgelenkes eine entscheidende Bedeutung, insbesondere diejenigen, die parallel zum Hals des Femurs verlaufen und bei einer Kontraktion den Gelenkkopf über Bänder und Sehnen in die Gelenkpfanne drücken.

Diese Muskeln werden beim Tai-Chi-Gehen im Vorbringen mit Außenrotation des Spielbeines sowohl in der Schwungphase, als auch in der Phase der Fußaußenrotation mit leichtbelasteter Ferse aktiv (Drehung des Beines unter leichter Belastung bei geringer Reibungsfläche). Insbesondere stabilisieren und außenrotieren die Muskeln Piriformis und Obturatorius Externus das Hüftgelenk.

Der M. Glutaeus Medius und Minimus sind zusätzlich von gelenkstabilisierender Wirkung. Sie verhindern, daß der Muskelzug der überwiegend tonischen Adduktoren (die darüber hinaus meist auch noch verkürzt sind) den Kopf des Femurs aus der Pfanne luxieren (Abb. 10 s. Seite 40).

Die Muskeln Tensor Fascie Latae und ein Teil des Glutaeus Maximus unterstützen die Abduktion und Außenrotation. Eine Rotation im Kniegelenk erfolgt nicht. Das Knie wird keinen Scherkräften ausgesetzt, da das Bein im gestreckten Zustand mit angespanntem Mm. Quadriceps außenrotiert wird.

Die Stabilisierung der Gewichtsverlagerung auf das Spielbein wird im Kniegelenk sowohl durch den Mm. Quadriceps Femuris und hier besonders durch die phasischen Anteile Mm. Vastus Medialis und Lateralis als auch durch die mediale Muskulatur gewährleistet (Abb. 11 s. Seite 41).

Überwiegend tonische Muskeln neigen zur Verkürzung (Kontraktur-verhärtung). Ermüden langsam, werden leicht aktiviert.	Überwiegend phasische Muskeln, neigen zur Abschwächung, (Atrophie Erschlaffung. Ermüden rasch, aktivieren sich langsam.
Schultergürtel- Arm	

1. M. pectoralis major
2. M. levator scapulae
3. M. trapezius
   (Pars descendens)
4. M. biceps brachii
5. Mm. scaleni
	1. Mm. rhomboidei
	2. M. trapezius
	   (Pars ascendens)
	3. M. Serratus anterior
	4. M. triceps brachii

Rumpf	

6. M. erector spinae
   im Lumbal- und
   Zervikalbereich
7. M. quadratus
   lumborum
	5. M. erector spinae
	   im mittleren
	   Thorakalbereich
	6. Mm. abdominis
	   (rectus abd.
	   und obliquii)

Becken - Oberschenkel	
8. M. biceps femoris 9. M. semitendinosus 10.M. semimembranosus 11.M. iliopsoas 12.M. rectus femoris 13.M. satorius 14.M. adductor longus 15.M. adductor brevis 16.M. adductor magnus 17.M. gracilis 18.M. piriformis 19.M. tensor fasciae latae	7. M. vastus medialis 8. M. vastus lateralis 9. M. glutaeus medius 10.M. glutaeus maximus 11.M. glutaeus minimus
Unterschenkel - Fuß	
20.M. gastrocnemius 21.M. soleus	12. M. tibialis anterior 13. Mm. peronaei

- 2, 3:
  heben die Schultern
- 6:
  kippen das Becken,
  hyperlordosieren die
  Wirbelsäule
- 14, 15, 16, 17:
  erfahren eine leichte
  Dehnung durch Öffnung
  im Becken
- 14, 15:
  neigen zu Insertions-
  tendinosen am Ursprung
- 16:
  hat die Tendenz Kopf
  des Femurs aus der
  Pfanne nach oben zu
  luxieren

- 5:
  aufrichten im
  Schulterbereich
- 6:
  halten das Becken
  aufrecht
- 7, 8, 9, 10, 11:
  leisten Haltearbeit

(verändert nach Spring u.a. 1986)

Die Verbesserung des Muskelgleichgewichts bedeutet allerdings nicht die Entwicklung einer absoluten Kräfteparität. Für das Hüft- und Fußgelenk sind folgende Kräfteverhältnisse (in %) anzustreben:
Tab. 2: (EISINGBACH 1988)

Hüftmuskeln:	Adduktion/	
	Abduktion	100/70-80
	Außenrotation/	
	Innenrotation	100/10-20
Fußmuskeln:	Flexion/Extension	100/70
	Supination/	
	Pronation	100/40-50

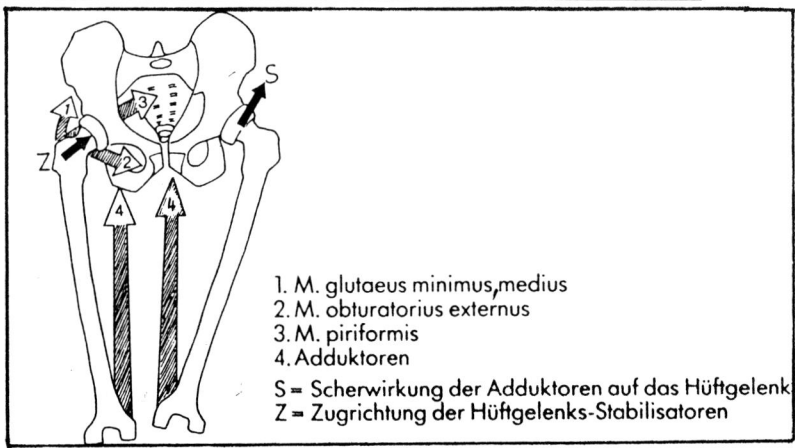

1. M. glutaeus minimus,medius
2. M. obturatorius externus
3. M. piriformis
4. Adduktoren
S = Scherwirkung der Adduktoren auf das Hüftgelenk
Z = Zugrichtung der Hüftgelenks-Stabilisatoren

Abb. 10: Stabilisierung des Hüftgelenkes links, keine Stabilisierung rechts.

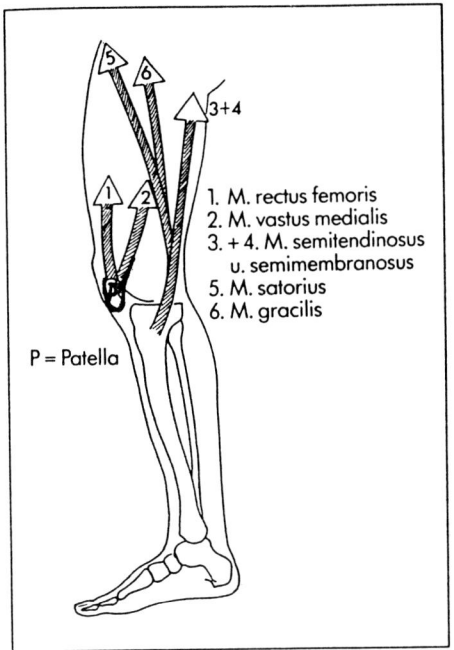

1. M. rectus femoris
2. M. vastus medialis
3. + 4. M. semitendinosus
   u. semimembranosus
5. M. satorius
6. M. gracilis

P = Patella

Abb. 11: Stabilisierung des Kniegelenk von medial

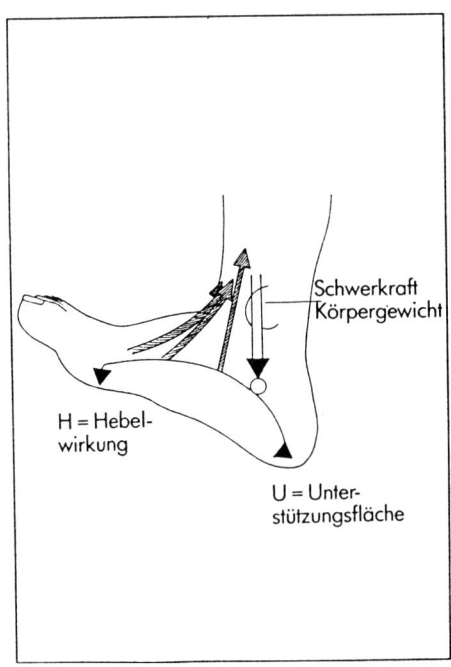

Schwerkraft
Körpergewicht

H = Hebel-
wirkung

U = Unter-
stützungsfläche

Abb. 12: Muskelzug beim Aufsetzen der Ferse

Dem Vastus Medialis kommt besonders eine Stabilisierungsfunktion für die Patellaführung (Ausweichen nach außen) zu. Er stabilisiert außerdem durch seine Faserrichtung gegen das Abweichen der Kniegelenkachse nach innen (X-Bein).

Durch die "Schaukelbewegung", das Zurückverlagern des Gewichtes auf das Standbein, erfolgt ein fließender Wechsel von Anspannung (Haltearbeit) und Entspannung der Muskeln im Oberschenkel. Dies entspricht einem dynamischen Beinkrafttraining.

- Muskelaktivitäten in Unterschenkel und Fuß.

Das Abrollen des Fußes erfolgt in mehreren Teilschritten:

1. Die Ferse bekommt Kontakt zum Untergrund. Kurz bevor das Spielbein aufsetzt, befindet sich das obere Sprunggelenk durch die Kontraktion der Extensoren, in einer leicht dosalextendierten Stellung; der Fußrücken ist in Richtung Schienbein gezogen (Abb. 12).

Der Fuß bekommt mit der Ferse nur auf einem schmalen Unterstützungspunkt sanft Kontakt zum Boden. Durch die Gewichtsverlagerung des Körpers nach vorn drückt allmählich die gesamte Fußsohle auf den Boden, wobei keine aktive Plantarflexion erfolgt.

2. Der Fuß rollt über die Fußaußenkante bis zum Großzehenballen ab. Die Fußspitze zeigt in Bewegungsrichtung. Das Schwerelot des Körpers bewegt sich von der Ferse in Richtung Ballen, verläßt aber nicht wie beim normalen Gehen (Laufen) die Unterstützungsfläche des Fußes.

Im oberen Sprunggelenk wird zunehmend dorsalextendiert. Ein Teil des Körpergewichtes lastet auf dem Fußgewölbe, das sich zunehmend abflacht. Diese Abflachung wird durch die plantare Verspannung aktiv gebremst (Stoßdämpfereffekt). Die maximale Belastung verschiebt sich kurzfristig in Richtung Fußballen, wird aber sofort wieder durch die Zurückverlagerung des Körpergewichtes auf das hintere Bein zurückgenommen (Abb. 13).

3. Bei geringer Belastung wird der Fuß aktiv dorsal extendiert, indem der Fußrücken sich der Unterschenkelvorderseite maximal nähert. Eine Extension von 20-30° ist möglich. Die Fußwurzelgelenke beteiligen sich mit kleinen akzessorischen Bewegungen und werden dadurch beweglich gehalten.

4. Mit der Beendigung der Rückwärtsbewegung des Körpers auf das Standbein wird nun das im Kniegelenk gestreckte Spielbein im Hüftgelenk außenrotiert. Die Dorsalextensoren des Fußes bleiben weiterhin aktiv.

Alle Muskeln, die oberhalb der Fußgelenksquerachse liegen, sind Dorsalextensoren, wobei die inneren M. Extensor halcuis longus und M. Tibialis anterior zusätzlich supinatorische, die außen gelegenen Muskeln Mm. Extensores digitorum longi und M. Peronaeus tertius pronatorische Wirkung auf die Bewegung haben. Bei der reinen Dorsalextension müssen die genannten Muskeln fein dosiert und ausgewogen arbeiten, damit der Fuß exakt in der Querachse bewegt wird (Abb. 14).

Die Bewegung des Tai-Chi-Gehens bewirkt in der Fußgelenksarbeit eine Kräftigung der Extensorengruppe, die bei vielen Menschen zu schwach ist (u.a. bedingt durch falsches Schuhwerk z.B. Stöckelschuhe oder falsches Gangbild z.B. Watschelgang).

Bei Insuffizienz der Streckergruppe können die Zehenspitzen nicht mehr angehoben werden. Bei normalem Gehen wird dann der Fuß stärker angehoben, wodurch es zu Ausgleichsbewegungen und damit zur Veränderung der Statik

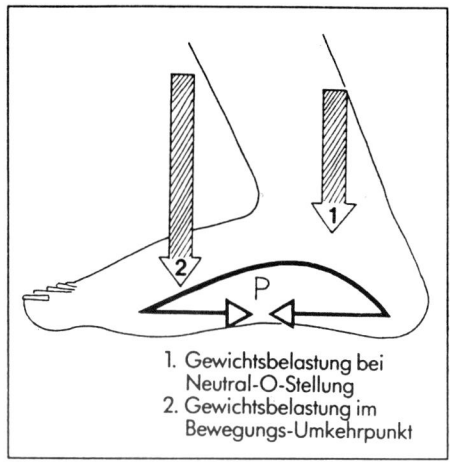

1. Gewichtsbelastung bei Neutral-O-Stellung
2. Gewichtsbelastung im Bewegungs-Umkehrpunkt

Abb. 13: Belastungswechsel und plantare Verspannung "P"

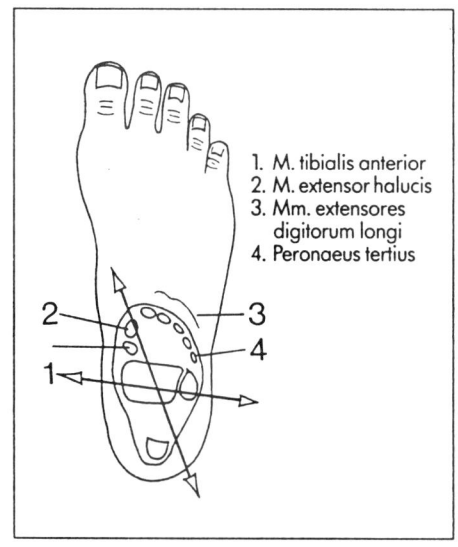

1. M. tibialis anterior
2. M. extensor halucis
3. Mm. extensores digitorum longi
4. Peronaeus tertius

Abb. 14: Drehachse im Fußgelenk

im Becken und in der Wirbelsäule kommt. Bei vielen Bandscheibenpatienten finden wir die sogenannte Fußheberschwäche, weil die Nerven der Fußheber (Peronaeuslähmung) durch den lateralen Vorfall der Bandscheibe geschädigt wurden. Gerade bei diesen Patienten ist es notwendig, die Restfunktion der nerval geschädigten Muskeln dosiert und risikoarm aufzutrainieren.

Die aktive Extension des Fußes sowie die Gewichtsverlagerung nach vorne bei aufgesetzter Fußsohle bedeutet wiederum für die tonisch verkürzten Gegenspielermuskeln M. Gastrocnemius und M. Soleus (Mm. Triceps Surae) eine aktive als auch passive Dehnung (Abb. 15 s. nächste Seite).

Zu einer Anspannung im Sinne der Kräftigung des Mm. Triceps Surae kommt es nicht, da die Vorwärtsbewegung fast ausschließlich durch die Gewichtsverlagerung des

Körpers und nur wenig durch Abdruck vom hinteren Fuß (wie beim Laufen) erfolgt.

6.5 Die präventive und rehabilitative Bedeutung des "Tai-Chi-Gehens" auf die Strukturen von Hüft-, Knie- und Sprunggelenk

Eine dosierte Belastung mit dem eigenen Körpergewicht, das abwechselnd auf Stand- und Spielbein verlagert wird, wirkt sich günstig auf die Knorpelstrukturen aller Beingelenke aus.

"Durch gering dosiert einwirkende intermittierende Druck- und Scherkräfte über einen Zeitraum von 10 Min., wird die Versorgung des Gelenkknorpels verbessert" (FREIWALD 1989, 78f). Im Gegensatz zur reinen Entlastung erfolgt die Ernährung des Knorpels durch Bewegung bis zu einer Schichtdicke von 3mm (sonst 1,7mm). Es findet eine nachweisbare Dickenzunahme des Knorpels durch Zellhypertrophie und eine Zunahme der Interzellularsubstanz statt (BARZ 1982, 360). Durch die Elastizitäts-

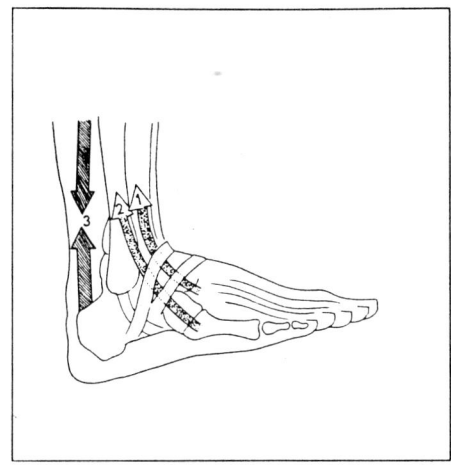

Abb. 15: Antagonistendehnung der Flexoren
Extensoren:
1. Mm. Extensores digitorum longi
2. M. Peronaeus tertius
Flexoren:
3. Mm. Soleus und Gastrocnemius

verbesserung von Muskeln und Bändern werden die Reibungskräfte im Gelenk verringert und die Pufferung gegenüber plötzlichen Stoßeinwirkungen optimiert. KÜHNE (1991) empfiehlt als Maßnahmen zur Erhaltung einer schmerzfreien Gelenkbeweglichkeit Bewegungen, die gleichmäßig, harmonisch und rhythmisch sind, jedoch die Belastung nach Möglichkeit begrenzen. Dies kann als Gegenpol zur Inaktivitätsatrophie wirken, um das Fließgleichgewicht von Auf- und Abbau der Knochen und Muskelgewebe ausgewogen zu gestalten oder sogar zugunsten des Aufbaus zu verschieben.

7. Die Tai-Chi-Armbewegungen "Fasse den Schwanz des Vogels"

Das Prinzip der Armbewegungen des Tai Chi Chuan soll anhand eines Bewegungsbeispiels aus der verbreitetesten Tai-Chi-Form (der sogen. "Peking-Form") verdeutlicht werden. Die "Peking-Form" besteht aus 24 Bewegungsbildern, wobei die 7. Bewegungssequenz "Fasse den Schwanz des Vogels (nach der Schwanzfeder eines Vogels greifen)" beispielhaft für den fließenden Ablauf und den Bewegungsradius der Armbewegungen im Tai Chi Chuan vorgestellt und beschrieben werden soll.

7.1 Bewegungsbeschreibung

Diese Bewegungssequenz beginnt aus der sogenannten "Ballhaltung" des Tai Chi Chuan. Hierbei formen die beiden Hände seitlich vom Körper einen unsichtbaren, imaginären Ball. Die linke Hand befindet sich unter der rechten Hand, und die Handflächen zeigen zueinander (BILD 36 s. nächste Seite).

An diese Haltung schließen sich in der "Peking-Form" verschiedene Folgebewegungen an wie das Ablenken ("Lu"), Drücken ("Chi") und Stoßen ("An") (BILD 37-44 s. nächste Seite).

Die Bezeichnungen für die einzelnen Bewegungsphasen verweisen auf den Ursprung des

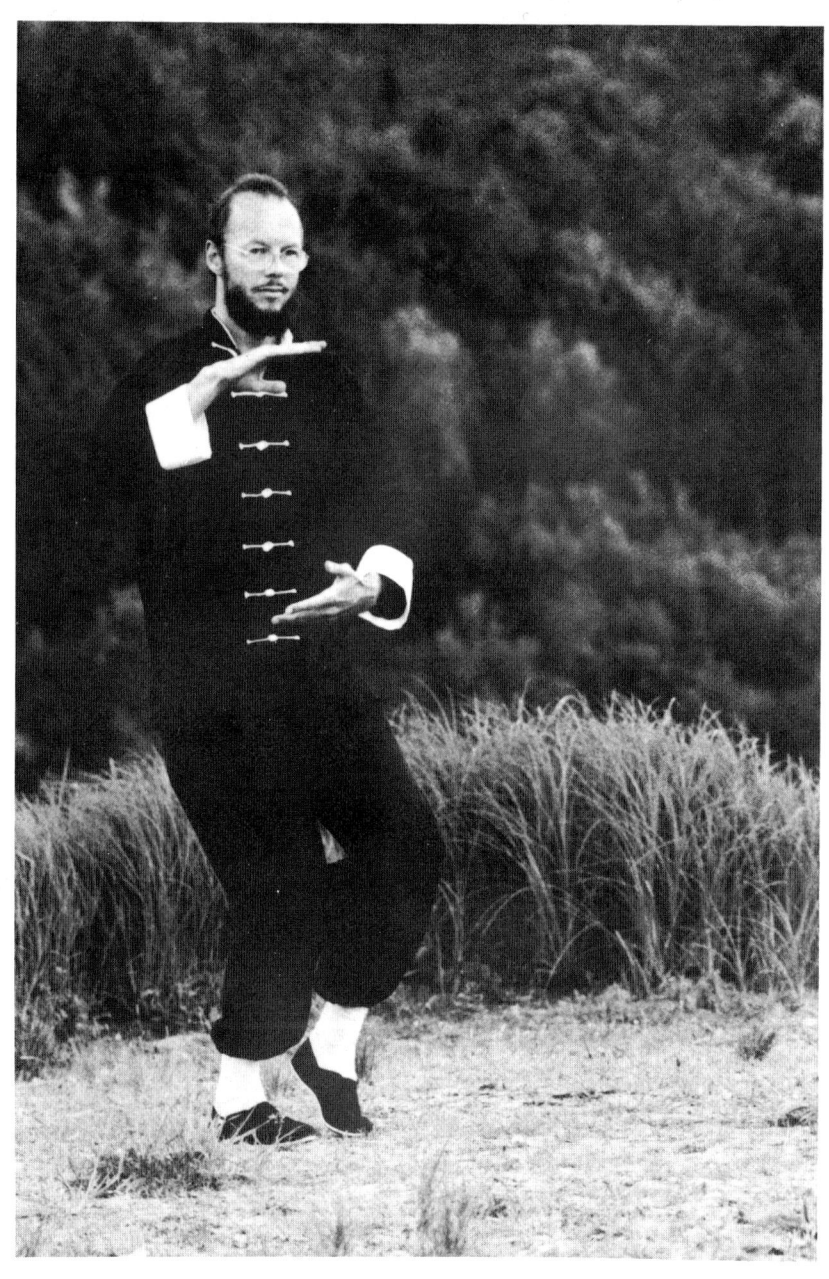

Bild 36: Ballhaltung

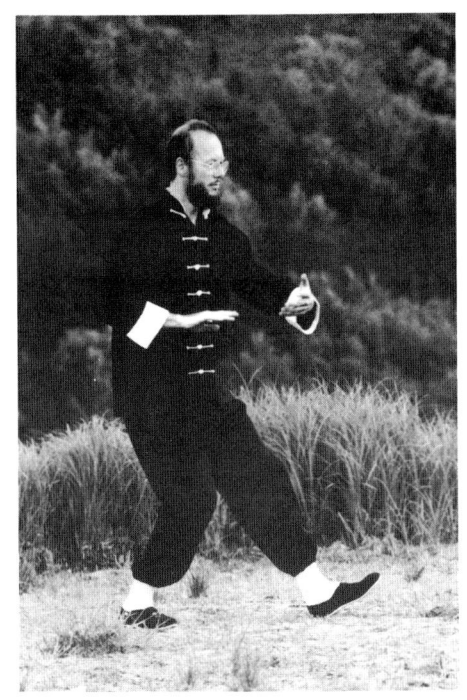

Bild 37

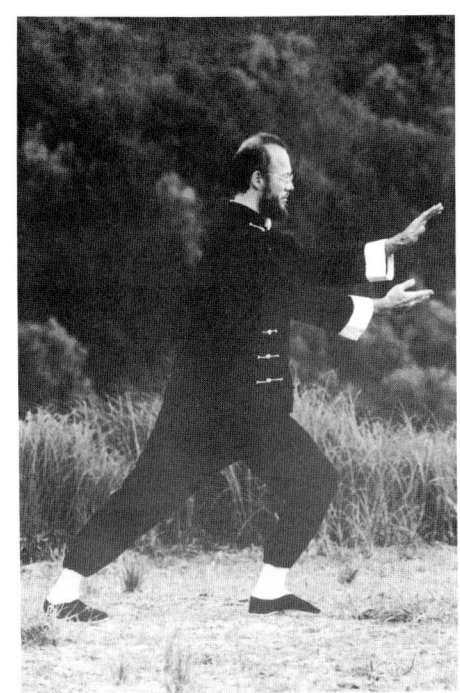

Bild 38

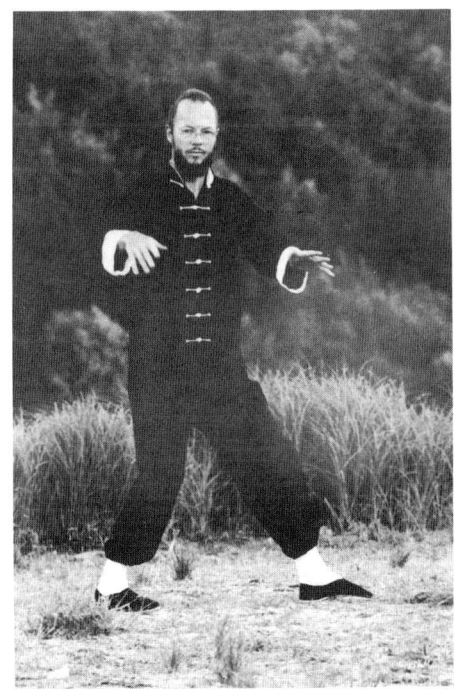

Bild 39

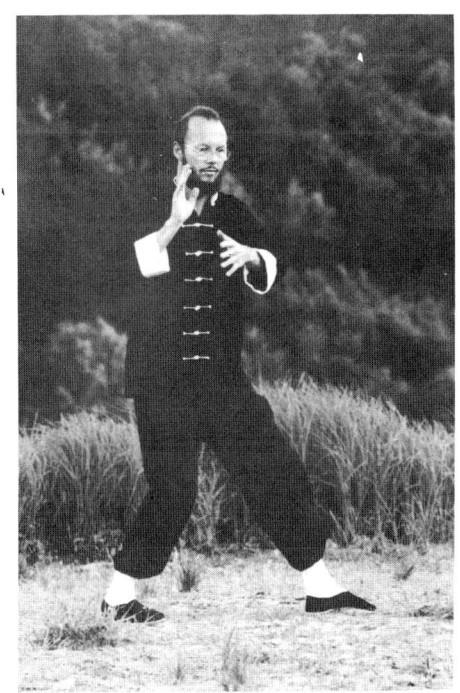

Bild 40

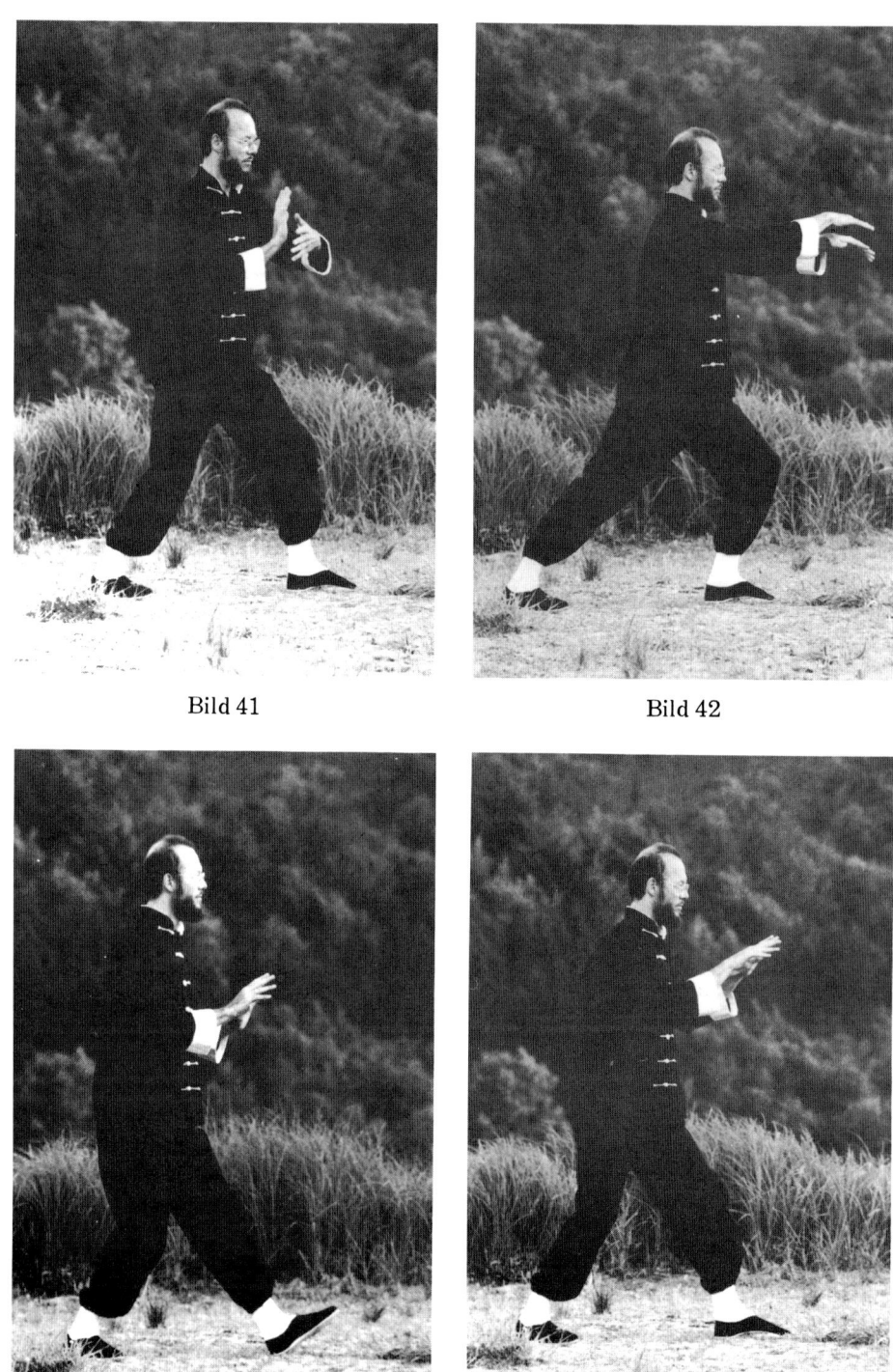

Bild 41 Bild 42

Bild 43 Bild 44

Bild 37-44: Bewegungssequenz " Fasse den Schwanz des Vogels"

Tai Chi Chuan als Selbstverteidigungskunst[6]. "Peng" und "Lu" sind Abwehrtechniken, "Chi" und "An" sind Angriffstechniken. Aus der eingenommenen Ausgangsstellung dreht sich der Körper um die senkrechte Achse mit aufrechtem Rücken nach links. Es folgt gleichzeitig ein Bogenschritt mit dem linken Fuß 90° nach links (Osten) in die Schützenstellung links. Hierbei werden die Hände bogenförmig aneinander abgestreift, ohne sich zu berühren (s. BILD 37). Die rechte Hand streift dicht über das linke Handgelenk nach unten zur Hüfte, und die linke Hand wandert nach vorn-oben bis auf Brusthöhe, so daß sich der Unterarm bei leichter Außenrotation in etwa parallel zur Brust befindet. Das Körpergewicht ist hierbei noch weitgehend auf dem rechten Bein.

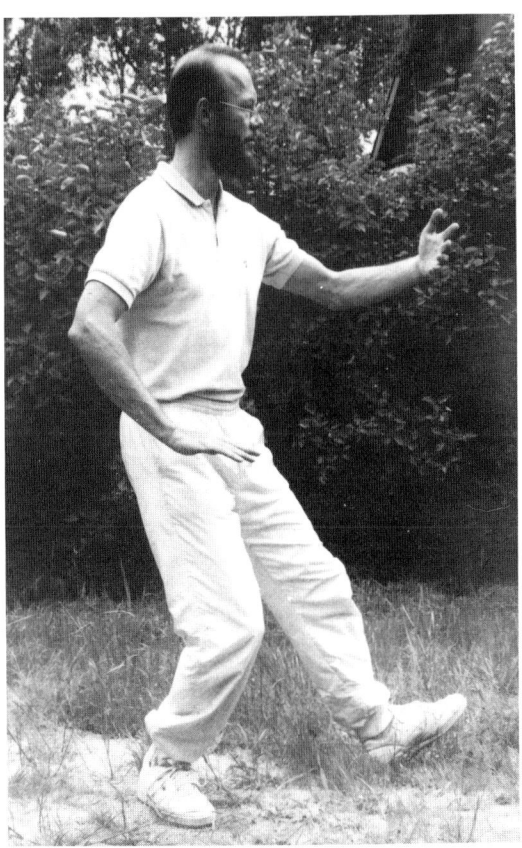

Bild 45: Entfaltete "Peng" Bewegung

Dieses Bild stellt die voll entfaltete "Peng"-Bewegung dar (s. BILD 45).

Die "Lu"-Bewegung wird zunächst über einen Bewegungsübergang eingeleitet. Mit der stetigen Gewichtsverlagerung auf das linke Bein wird die rechte Hand nach vorne zu der sich ebenfalls nach vorne bewegenden linken Hand geführt. Beide Hände sind nun bei aufrechtem Rücken und leicht gebeugtem Ellenbogen in der maximal möglichen Vorhalte.

Sie zeigen beide mit den Fingerspitzen etwas zur Seite und leiten die eigentliche "Lu"-Bewegung ein (s. BILD 38). Die "Lu"-Bewegung stellt ein Ziehen nach schräg hinten (West-Süd-West) dar. Hierbei wird das Gewicht wieder nach hinten auf das rechte Bein verlagert, und beide Hände werden zur rechten Seite zurückgeführt, als ob sie den mit beiden Händen gefaßten angreifenden Arm des Gegners zur Seite ins Leere ziehen würden (eine andere Vorstellung wäre, ein dickes Tau zu ziehen). Die rechte Hand beschreibt nun in dieser Rückzugsbewegung rechts am Körper vorbei einen größeren Kreisbogen als die linke Hand vor dem Körper und senkt sich anschließend von oben in Richtung auf das linke Handgelenk (s. BILD 39).

Bei dieser Bewegung weicht die Hüfte für einen Moment weit nach rechts aus. Dies ist bereits der Übergang zur "Chi"-Bewegung. Becken und Rumpf drehen sich wieder nach vorne (beckengesteuerte Bewegung). Gleichzeitig drückt die rechte Hand in einem Abstand von ca. 5cm das linke Handgelenk nach vorne. Dadurch wird das Wegdrücken eines Gegners angedeutet. Das Gewicht verlagert sich kontinuierlich auf das linke Bein, während die rechte Hand bis zum maximalen Bewegungsausmaß weiter drückt und damit die Chi-Bewegung beendet (s. BILD 40, 41).

Hierbei streicht sie in der Vorhalte über den linken Handgelenksrücken und weiter über den linken Handrücken nach außen (s. BILD 42).

Die Hände teilen sich dann schulterbreit auf Schulterhöhe, die Handflächen zeigen nach unten. Nun wird die Bewegung des "An" eingeleitet (s. BILD 43).
Das Gewicht wird nach hinten verlagert, die linke Fußspitze angehoben. Beide Hände werden parallel im Bogen in Bauchnabelhöhe hinuntergeführt (s. BILD 44).
Von hier erfolgt die Bewegung des Stoßens ("An") in einer kleinen Schleife nach vorne.
Die Hände bewegen sich weiter nach oben bis in Vorhalte auf Schulterhöhe (s. BILD 35).
Diese Bewegung symbolisiert das Wegstoßen eines Angreifers mit Hilfe beider Hände.
Das Gewicht ist nun wieder zu 70% auf dem vorderen linken Bein. Während des gesamten Bewegungsablaufs sollte die Atmung ungezwungen und koninuierlich über das Zwerchfell (Bauchatmung) erfolgen. Steht der Atemrhythmus im Einklang mit der Bewegung, so ist dieser langsam und stetig. Der Übende wird in seiner täglichen Übungspraxis erfahren, wann in der Bewegung eingeatmet oder ausgeatmet wird.

7.2 Anatomische Besonderheiten der Schulterregion

Das Schultergelenk hat den größten Bewegungsspielraum im Vergleich zu den übrigen Gelenken unseres Körpers. Von den drei ineinander steckenden Gelenkeinheiten, die die Bewegungseinheit bilden, interessiert besonders die Verbindung des Oberarmkopfes mit der Schulterpfanne des Schulterblattes.
Der Zusammenhalt dieses Gelenkes hängt im großen Umfang von der Funktionalität der Bänder und Sehnen sowie dem Gleichgewicht der dazugehörigen Muskelkräfte ab. Eine gleichmäßige Druckverteilung ist am Schultergelenk nur durch feinste Steuerung und Koordinierung der aussetzenden Muskulatur zu erreichen. Je nach Grad der Abduktion kann der Druck auf die Gelenkfläche sich auf das 2-3-Fache des Armgewichtes erhöhen, bei einer Abduktion von 90° werden diese Werte noch gesteigert (PUTZ 1991). Die Zentrierung der Kräfte der Add- und Abduktoren auf die relativ kleine Gelenkfläche ist absolut notwendig. Ein muskuläres Ungleichgewicht infolge von Fehlsteuerung der Muskelkoordination würde über die Anhebung des Humeruskopfes zu einer schmerzhaften Druckerhöhung am Schulterdach führen und den Gelenken dauerhaften Schaden zufügen.

Das Dach des Schultergelenkes wird von einer Sehnenplatte gebildet, einen Fächer von Sehnen, die dort konvergierend zusammenlaufen. Es treten, anatomisch gesehen, verschiedene Engstellen auf, die bei Sehnenüberlastung und bei mangelhafter Versorgung mit Nährstoffen die Degeneration der Sehnen begünstigen können, insbesondere die Sehne des M. Supraspinatus und die Sehne des langen Kopfes des M. Biceps brachii sind hierbei häufig betroffen (Abb. 16).
Das Gewebe und die Gelenkfläche des Schultergelenkes hat im Alltag erhebliche Anforderungen an Beweglichkeit und Belastbarkeit zu erfüllen. Da es sich um ein Gewebe mit verlangsamtem Stoffwechsel (bradytroph) handelt, das nicht durchblutet ist, (was technisch wegen der Belastung durchaus günstig ist), sind Auf- und Umbauvorgänge dort ebenfalls verlangsamt. Die Ernährung und der

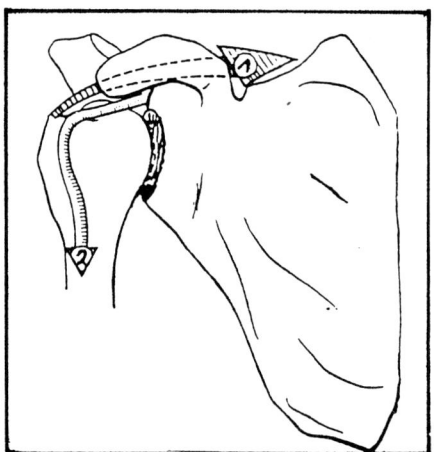

Abb. 16: Sehnenengstellen im Schultergelenk
1. Sehne des M. Supraspinatus
2. Sehne des M. Biceps, langer Kopf
(verändert nach Kapandji 1984)

48

Stoffwechsel erfolgen wie bei der Bandscheibe im wesentlichen infolge von Durchdringung und Mischung von Flüssigkeiten. Dabei sind mechanische Beanspruchungen in einem geringen bis mittleren Belastungsbereich durchaus hilfreich, da hierdurch eine Pumpwirkung entsteht, die die Ansammlung von Stoffwechselendprodukten verhindert und frische Nährstoffe zuführt. Die fließenden, ohne Belastung durchgeführten Tai-Chi-Armbewegungen können eine Wirkung in diesem Sinne entfalten. Die Koordinierung der zahlreichen Schultermuskeln auch im Wechsel von Spannung und Entspannung kann weiterhin einer nervalen Fehlsteuerung entgegenwirken.

7.3 Funktionsgymnastische Analyse

Die Ausgangsstellung "Ballhalte" wird im Ablauf der "Peking Form" mehrfach wiederholt.

Wird die Ballhaltung aus den unterschiedlichen Ausgangspositionen eingenommen, so kommt es darauf an, durch die Veränderung der Ellenbogenhaltung zum "hängenden" Ellenbogen, die Spannung aus der das Schulterblatt umgebenden Muskulatur zu nehmen (vor allem aus den Muskeln Deltoideus, Levator scapulae und Trapezius). Von der 3-phasigen Bewegungsmöglichkeit des Armes über das Schultergelenk wird bei Tai Chi Chuan nur die 1. Phase (isolierte Bewegung des Armes) und die 2. Phase (Bewegungsfolge Arm-Schulterblatt) genutzt.

Die 3. Phase, die mit einer Wirbelsäulen-seitwärts-Bewegung gekoppelt ist, entspricht nicht den dargestellten Bewegungsprinzipien.

Der auf dem "Ball" aufliegende Arm ist in einer Abduktion und Anteversionshaltung (weniger ab 90° Abduktion und 60° Anteversion). Der Schultergürtel wird dabei weder angehoben noch aktiv abgesenkt. Er verbleibt in einer neutralen ausbalancierten Haltung, wobei das Schulterblatt ein wenig nach vorne (Protaktion) gleitet.

Im weiteren Verlauf der Bewegungsausführung gleitet das Schulterblatt dann horizontal vor und zurück. Die das Schulterblatt auf der Unterlage fixierenden Muskeln kommen alternierend zum Einsatz (Abb. 17).

Der obere Teil des M. Serratus anterior, horizontal nach vorne laufend, zieht das Schulterblatt 12-15cm nach vorne und außen. Die Kraft dieses Muskels verhindert die Rückverlagerung des Schulterblattes sowie das Abheben des Innenrandes (Flügelschultern), z.B. wenn ein

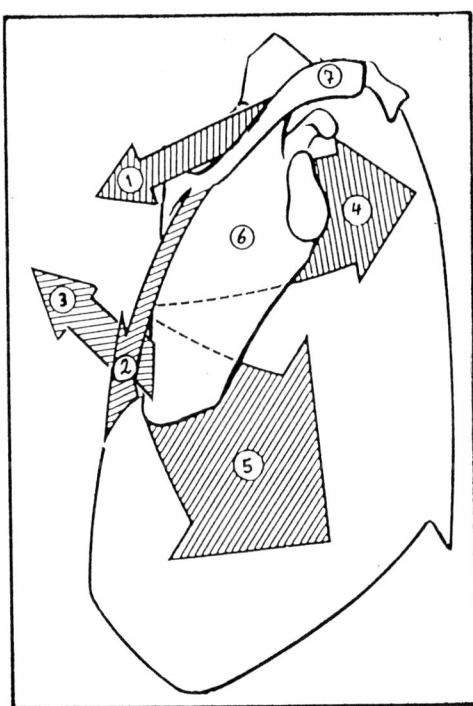

Abb. 17:
Zugrichtung der Muskeln, die das Schulterblatt fixieren
1. Trapezmuskel, horizontaler Teil
2. Trapezmuskel, aufsteigender Teil
3. großer rautenförmiger Muskel (Rhomboideus major)
4. vorderer Sägemuskel, oberer Teil (Serratus anterior)
5. vorderer Sägemuskel, unterer Teil
6. Schulterblatt
7. Schulterblattgräte (Spina scapulae)

Widerstand nach vorne ge-
drückt wird. Das Schieben
wird symbolisiert in den
Bewegungen "Chi" und
"An", wobei diese
Widerstandsvorstellung
entwickelt wird. In der
"Peng-" und "Lu-" Be-
wegung wird das Schulter-
blatt zurückgezogen. Dies
geschieht durch den hori-
zontalen Teil des Trapez-
muskels und den Einsatz
des M.Romboideus major.
Beide Muskeln fixieren wiederum das Schulterblatt an
den Brustkorb. Diese
Fixierung ist für das Tragen und Anheben von
Lasten notwendig, da sonst
das Schultergelenk in
seiner biomechanischen
Stellung und Funktionali-
tät verändert wird und die

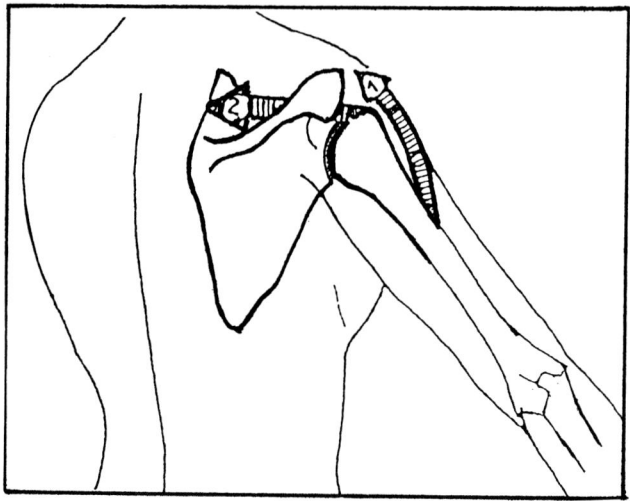

Abb. 18: Sicherung des Schultergelenks
Heben des Armes durch:
1. M. Deltoideus
2. M. Supraspinatus

Druckverhältnisse sich übermäßig nach vorne auf die kleinen Schlüsselbeingelenke
verlagern. Dies kann zusätzlich zu einer Einschränkung der Atmung führen. Während
der gesamten Bewegungsfolge sind außerdem diejenigen Muskeln aktiv, die die
muskuläre Sicherung der Schultergelenkes übernehmen. Durch diese "Arbeitsteilung"
kommt es nicht zu einer Überbeanspruchung des empfindlichen Supraspinatussehne
(Abb. 18).

7.4 Möglichkeit des Einsatzes von Tai-Chi-Armbewegungen als therapeutisches Mittel im Sinne der Bewegungstherapie

Das Schultergelenk ist nach dem Kniegelenk am häufigsten von arthrotischen
Veränderungen betroffen. Dies bedingt eine Zunahme der Schulter-/ Armschmerzen. Es
wird vermutet, daß z.Zt. ca. 23% der Bevölkerung davon betroffen sind (TROST 1989).
Arbeitsweltveränderungen, einseitig belastende Arbeit (Computer, Fließbandarbeit),
körperliche und geistige Anspannung ohne den nötigen Ausgleich durch Bewegung und
Entspannung zeigen sich z.B. in hochstehenden und nach vorne gezogenen Schultern.
Das "Loslassen" der Schultern ist deshalb bei Tai Chi Chuan von zentraler Bedeutung.
Bei sehr vielen Menschen sind Asymmetrien im Bereich der Halswirbelsäule, der
Schulter und des Armes zu finden. Diese können unterschiedliche Ursachen haben, alle
aber führen zu Verspannungen größerer muskulärer Strukturen einschließlich der
Halsmuskulatur. Es entstehen aufgrund fehlerhafter Anspannungsmuster und unökono-
mischer Bewegungsabläufe muskuläre Dysbalancen im Hals-Schulter-Armbereich.
So sind die oberen tiefen Nackenmuskeln (M. Erector Trunci, Mm. Scaleni) und die
oberflächlichen Muskeln (M. Levator Scapulae, M. Trapezius, pars descendens) durch
Überbelastung häufig verkürzt, die Muskeln im Brustwirbelsäulenbereich, insbesondere
die, die das Schulterblatt fixieren, abgeschwächt und überdehnt (M. Trapezius, pars
horizontalis, M. Rhomboideus major, Mm. Erector trunci (GUSTAVSEN 1984) (Abb. 19
s. nächste Seite).

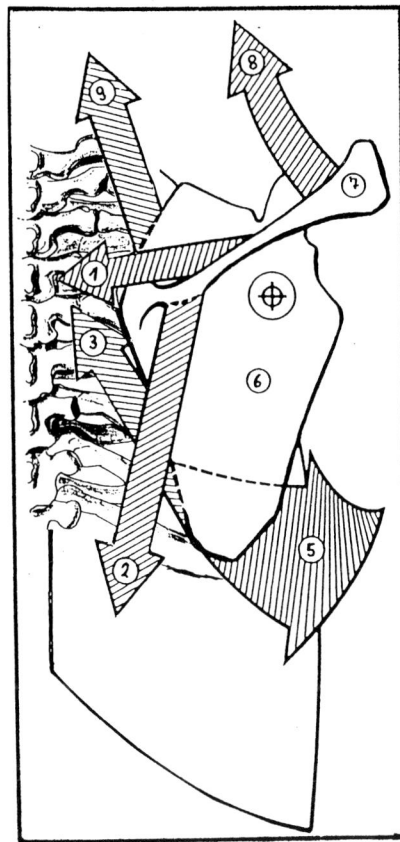

Abb 19: Der Schulterblattheber (9) und der absteigende Teil des Trapezmuskels (8) sind häufig verspannt und bewirken die Überdehnung der übrigen Schulterblattmuskeln.
1-5 s. Abb. 17

Die Folgen der muskulären Dysbalance können vielfältig sein und reichen vom einfachen Haltungsschaden bis hin zu Lähmungserscheinungen in Arm und Hand. Eine mangelnde Hirndurchblutung durch Einengung der Arteria Vertebralis ist möglich (REINHARDT 1990).

Tai-Chi-Armbewegungen können durch ihren gleichmäßigen Bewegungsablauf, den Wechsel von Spannung und Entspannung der Schultermuskeln, gleichverteilte Bewegungen links wie auch rechts und physiologisch günstige Armhaltung bei Ausbalancierung des Kopfes dazu beitragen, arthrotische Veränderungen im Schultergelenk zu verhindern.

Nackenverspannungen mit ihren vielfältigen krankmachenden Wirkungen können systematisch gelöst werden. (Dies setzt natürlich voraus, daß die psychosomatischen Anteile der muskulären Verspannung im Nackenbereich angemessen berücksichtigt werden).

7.5 Methodik für das Erlernen der Tai-Chi-Armbewegungen

Die Tai-Chi-Armbewegungen sind Bestandteil der Tai-Chi-Formen. In Verbindung mit Bein-, Körper- und Kopfbewegungen ergibt sich ein sehr komplexes Bewegungsmuster, das hohe koordinative Anforderungen stellt, da die Bewegungen z.B. mit unterschiedlichen Geschwindigkeiten und mit wechselnder Spannung erfolgen. Von den unterschiedlichen koordinativen Fähigkeiten werden insbesondere
- die Kopplungsfähigkeit (mehrere Bewegungen werden miteinander zu einer fließenden Bewegung verbunden),
- die Orientierungs- und Balancefähigkeit (die Lage des Körpers in Raum und Zeit wird bestimmt, und die Bewegung erfolgt zielgerichtet)
- und die Differenzierungsfähigkeit (die Bewegung wird genau und mit dem erforderlichen Krafteinsatz durchgeführt, sogenanntes Sequencing
- Dauer und Verhältnis des Krafteinsatzes der einzelnen Muskeln bleiben konstant geschult. (HARRE 1986)
Die Komplexität macht es notwendig, in der Methodik nach dem Teillernprinzip vorzugehen. Dabei werden die Armbewegungen zuerst isoliert im Stand oder im Sitz eingeübt.
Jede Armbewegung kann dabei zu einer Endlosübung ausgeformt werden, wobei durch die Wiederholung der Bewegung der Trainingseffekt vergrößert wird. Bei entsprechender Indikation können gezielt bestimmte Muskelgruppen in Schulter- und Armbereich im

Sinne der Kräftigung, Dehnung oder Entspannung aber insbesondere zur Koordinationsverbesserung eingesetzt werden. Jeder Armbewegung in den Bewegungsbildern der Tai-Chi-Formen kann eine Bedeutung und eine Vorstellung (z.B. Wolkenbewegung = leicht, entspannt) zugemessen werden; ein Gesamtzusammenhang wird allerdings nur bei der Durchführung der kompletten Form hergestellt.
Dies entspricht dem Funktionskreisverständnis der Funktionsgymnastik. Die funktionelle Einheit Schultergelenk-Arm, wird von den anderen Einheiten (Kopf, Rumpf, Bein) nicht isoliert betrachtet, sondern deren Verkettung berücksichtigt (KNEBEL 1985).

8. Zusammenfassung

Insgesamt kann aufgrund der vorliegend vorgenommenen physiologisch orientierten Betrachtungen zusammengefaßt werden: Regelmäßig geübtes Tai Chi Chuan scheint physiologische Anreize zu geben, die einen positiven Einfluß auf das Herz-Kreislaufsystem, auf das neuromuskuläre Zusammenspiel, auf Ausgewogenheit der Muskulatur, auf Entspannung und Befreiung der Atemräume, auf Beweglichkeit und Stabilisierung der Gelenke sowie auf die Belastung und Versorgung von Gelenkknorpel und Bandscheiben haben. Dadurch gewinnt das Tai Chi Chuan an Bedeutung für präventive, therapeutische und rehabilitative Behandlung. Auch die Einbeziehung in die bewegungspädagogische Arbeit mit älteren Menschen scheint aus der physiologischen Sichtweise empfehlenswert zu sein, wenn dies die allgemeine Befindlichkeit noch zuläßt. Rehabilitationskliniken, Schul-, Vereins- und Betriebssport sollten ebenfalls Möglichkeiten, zum Erlernen des Tai Chi Chuan anbieten.
Dies sollte allerdings ohne die Absicht geschehen, aus dem Tai Chi Chuan gleich wieder einen Fitneßsport zu machen, bzw. es in anderer Weise zu "versporten". Es ist ja gerade die "nicht-sportive" Eigenschaft des Tai Chi Chuan, die einen Großteil der Gesundheitsimpulse ausmacht.
Daher möchten wir noch einmal auf die vorangestellten Ausführungen zum Gesundheitswert des Tai Chi Chuan verweisen: Gesundheit ist mehr, als physiologische Daten und Folgerungen belegen können. Gesundheit resultiert aus dem Zusammenspiel unterschiedlicher Faktoren und entzieht sich bereits erkenntnistheoretisch auf verschiedenen Bezugsebenen einer ausschließlich oder vorwiegend physiologischen Zugangsweise. Gesundheit ist nicht nur das Fehlen von Krankheiten, d.h. die Physiologie eines Bewegungssystems hat nur einen begrenzten Aussagewert, der erst in Verbindung mit psychosomatischen und philosophischen Bezügen von Gesundheit und Krankheit an Erklärungskraft gewinnt[7].

9. Anmerkungen

1. Die "Peking-Form" besteht aus 24 Bewegungsbildern, die in der Bewegung fließend aneinandergereiht werden. Die Ausführung dauert in der Regel 5 - 8 Minuten. Mehrmalige Wiederholungen erhöhen die positive Wirksamkeit. Ausführliche Beschreibungen und Fotoillustrationen der "Peking-Form" sind bei FOEN TJONG LIE (1987), bei MOEGLING (1988) und bei METZGER/ZHOU (1990) zu finden.
2. Hierzu ist anzumerken, daß die Anatomiekenntnisse der Chinesen zu den Entstehungszeiten des Tai Chi Chuan recht unvollkommen waren. Allerdings waren ihre Kenntnisse der körperlichen Funktionszusammenhänge - selbst für den heutigen Stand der Wissenschaft - ausgezeichnet.
3. Vgl. HINRICHS 1987, S.3. u LVA gesichertes Leben 37 (1990) 5.
4. Welt am Sonntag 10.3.1991
5. Weitere Ausführungen zur Gesundheitswirkung des Tai Chi Chuan sind zu finden bei ZÖLLER (1986), PALOS (1980), LIU (1978), MOEGLING (1988), GUORUI (1989), SANG (1991) und Herz, Sport und Gesundheit 7 (1990) 5 S.44.

6. Zur Umsetzung der verteidigungsbezogenen Bewegungen in den Formen des Partner-Tai-Chi vgl. CHENG MAN-CH'ING 1988, KOBAYASHI 1989 und MOEGLING 1991.

7. Vgl. hierzu KEIL 1988.

10. Literaturangaben

BARZ, B.: Grundlegendes über Pathogenese und Therapie der Arthrose. Orthopädische Praxis, 18 (1982)5 S.346-367

BIEL, G.: Probleme des Hüftgelenkes. Herz Sport & Gesundheit 3 (1987) S.28-29

CAPRA, F.: Wendezeit/München 1981

CHENG MAN-CH'ING: Ausgewählte Schriften zu T'ai Chi Ch'uan. Basel 1988.

DOLAN, P.: Comonly adopted postures and their effekt on the lumbal spine. Spine 13 (1988) S. 197 ff.

EISINGBACH, Th.; KLÜMPER, A.; BIEDERMANN, L.: Sportphysiotherapie und Rehabilitation. Stuttgart (1988)

EGGER, P.; ZIMMER, R.: Körper- und bewegungsorientierte Methoden bei Herzkranken. Motorik 8 (1985) 4 S. 131 ff.

FREIWALD,J.: Prävention und Rehabilitation im Sport. Reinbeck (1989)

FRÖHLICH, R.: Die Bedeutung der muskulären Dysfunktion bei Kopfschmerzen Manuelle Medizin 26 (1988) S.113-116

GUSTAVSEN, R.: Trainingstherapie. Stuttgart, New York 1984.

HAN, T. S.: Analysis and Comparsion of Blood pressure, Heart rate between TCC Trainees and non Trainees. Tai Pai 1975.

HARRE, D.: Trainingslehre Berlin (1986) S. 187 ff.

HINRICHS, H. U.: Sporttherapeutisches Lauftraining für Patienten mit Bandscheibenschäden und Wirbelsäulenleiden. In: Sporttherapie 2, 3 (1987), S. 3 ff., S. 5 ff.

JAROSCH, I.: Tai Chi - Neue Körpererfahrung und Entspannung. Reinbek 1991

KAPANDJI, J., A.: Funktionelle Anatomie der Gelenke / Band 1 obere Extremitäten. Stuttgart 1985 / Band 2 - Untere Extremität. Stuttgart (1984) / Band 3 Rumpf und Wirbelsäule. Stuttgart (1985) Bild 17-19

KEIL, A.: Gezeiten - Leben zwischen Gesundheit und Krankheit. Kassel 1988.

KNEBEL, K.P.: Funktionsgymnastik. Hamburg 1985.

KOBAYASHI, T. u. P.: T'ai chi ch'uan - Einswerden mit dem Tao. München 1989.

KÜHNE, J. H.: Belastbarkeit der Wirbelsäule im Seniorensport. Praktische Sport - Traumatologie und Sportmedizin (1991) 2 S. 52-64

LIE, F. T.: Chinesisches Schattenboxen. Tai-Ji-Quan. Niedernhsn 1987.

LIU, D.: Tao der Gesundheit und Lebensfreude. Frankfurt 1978.

METZGER, W.; ZHOU, P.: Richtig Taijiquan. München 1990

MIANYU, Qu: Taijiquan aus medizinischer Sicht. In: China im Aufbau (Hrsg.): Schattenboxen leichtgemacht. Peking 1986.

MOEGLING, B./ MOEGLING K.: Sanfte Körpererfahrung. Band 1. Kassel 1984

MOEGLING, K.: Die chinesische Bewegungsmeditation Tai Chi Chuan -Ein Lehrbuch für Anfänger und Fortgeschrittene. München (1988)

MOEGLING, B. u. K.: Handbuch für Tai Chi Chuan und Körperarbeit. Aachen 1990.

PALOS, S.: Atem und Meditation. Bern und München 1980.

PUTZ, R.: Funktionsbezogene Anatomie des Schultergelenkes. Krankengymnastik 43 (1991) 2 S.121-124

REINHARDT, B.: Präventivmaßnahmen von Wirbelsäulenerkrankungen im Kindesalter. In: Binkowski, H/Huber, G.(Hrsg.): Die Wirbelsäule. Köln 1990.

RÜTHER, D.: Chinesische Heilkunde. Krankengymnastik 42 (1990) 2 S. 157-162

SPRING, H.; ILLIN, U.; KUNZ, H. R.; ROTHLIN, K.; SCHNEIDER, W.; TRITSCHLER, T.: Dehn- und Kräftigungsgymnastik. Stuttgart (1986)

TROST, H.: Pseudoradikuläre Syndrome der Halswirbelsäule. In:
KRAUSE, W. (Hrsg.): Die Halswirbelsäule. Bruchsal 1989.
VÖLKER, K. Hilft viel viel oder weniger vielleicht mehr. Sportmedizin 42 (1991) 6 S.235
WALDEYER, A.: Anatomie des Menschen. Berlin, New York 1973[9].
WEINECK, J.: Sportanatomie. Erlangen 1986.
WICHARZ, J.: Sporttherapeutisches Konzept für eine Rücken- und Gelenkschule unter besonderer Berücksichtigung der Körperwahrnehmung. In: Binkowski, M./Fischer, H. D. (Hrsg.): Erlebnisorientierte Bewegungstherapie- Körperwahrnehmung und Körpererleben. Köln 1988.
WIRHED, R.: Sportanatomie und Bewegungslehre. Stuttgart-New York 1988[2].
ZHUO, D./SHEPARD, R./PLYLY, M./DAVIS, G.: Cardiorespiratory and Metabolic Response during Tai Chi Chuan Exercise. Ontario 1984.
ZÖLLER, J.: Das Tao der Selbstheilung. Bern/München/Wien 1986.

11. Kleines Leikon der verwandten Fachausdrücke

1. Abduktoren: Muskeln, die Extremitäten (Arme, Bein) seitlich vom Körper wegbewegen.
2. Achsenskelett: Schultergürtel - Wirbelsäule - Becken
3. Adduktoren: Muskeln, die die Extremitäten an den Körper heranziehen.
4. akzessorisch: hinzutretend
5. Antagonisten: Gegenspieler - Muskeln, die gegensätzliche Bewegungen ermöglichen. Agonisten = Muskeln mit gleicher Funktion
6. Anulus-dorsalis: hinterer Faserring der Bandscheibe
7. Arthrose: rheumatische Veränderung z.B. Knochenveränderung im Gelenk
8. Athrophie: Verkümmerung des Gewebes
9. Außenrotation: Drehung von Arm oder Bein nach außen
10. Beckenaufrichtung: Drehbewegung des Beckens im Hüftgelenk nach hinten. Gegensatz = Beckenkippung
11. Beckenstabilisierung: Das Becken wird durch Muskelspannung im Hüftgelenk fixiert.
12. bradytroph: schlecht durchblutetes oder ernährtes Gewebe
13. Coxarthose/Gonarthrose: Erkrankung von Hüft- und Kniegelenk.
14. Dorsalextension: Streckung in Richtung Bauch. Extensoren = Strecker, Flexoren = Beuger
15. dynamisches Krafttraining - Gegensatz: statisches Krafttraining. Die Entfernung von Muskelansatz und Ursprung ändert sich.
16. Femur: Oberschenkelknochen
17. Fixierung des Rumpfes: Der Rumpf dient als Widerlager zu den Arm- und Beinbewegungen
18. Gelenkbewegungen: Extension = Streckung, Flexion = Bewegung, Supination = nach oben drehen, Protralketion = nach vorne ziehen, Innenrotation = Drehung zum Körper hin.
19. Hüftgelenksachse: gedachte Linie zwischen beiden Hüftgelenken.
20. Inaktivitätsathrophie: Verkümmerung aufgrund von Bewegungsmangel
21. Innervation: Aktivierung der Muskeln durch die Nerven
22. Insuffizienz: nicht normal leistungsfähig
23. intermittierender Druck: Gegensatz = Dauerdruck
24. Interzellularsubstanz: Flüssigkeit zwischen den Zellen
25. Kompensatorisches Training: ausgleichendes Training im Sinne der Sporttherapie.
26. Körpertiefenachse: gedachte Linie durch den Körperschwerpunkt, rechtwinklig zur Hüftgelenksachse
27. Lordose: Biegung der Wirbelsäule nach vorne (Hals- und Lendenwirbelsäule)

28. Luxation: Verrenkung z.B. Hüftgelenkskopf rutscht aus der Hüftgelenkspfanne.
29. Muskeltonus: natürlicher Spannungszustand des Muskels.
30. Muskeldysbalance: unausgewogene Kraftverhältnisse zwischen Agonisten und Antagonisten.
31. neurogen: nervlich
32. Patellaführung: Kniescheibe gleitet aufgrund des beidseitigen Muskelzuges in einer Führungsrille
33. plantare Verspannung: Muskeln und Bänder, die das Fußgewölbe halten
34. Plantarflexion: Bewegung des Fußes in Richtung Fußsohle.
35. Pronation: (Gegensatz: Supination) Drehung von Hand/Fuß um die Längsachse. Die Daumenseite, Großzehenseite wird nach unten gedreht.
36. Schwerelot: Lot vom Körperschwerpunkt.
37. Signifikanz: Irrtumswahrscheinlichkeit
38. ST Fasern (ST= Slow Twitch): Langsam aber ausdauernd reagierende Muskelfasern die vorwiegend Haltarbeit leisten können (Gegenteil FT-Fasern).
39. Tachykardie (Gegensatz: Bradykardie): Herz schlägt zu schnell.
40. Timing: zeitliche Aufeinanderfolge von Bewegungen.
41. Zellhypertrophie: Vergrößerungswachstum der Zelle.
42. Zentrierung: Einengung des Bewußtseins auf einen bestimmten Körperpunkt oder Körperbereich aber auch auf akustische oder optische Eindrücke.

Anhang: 1.
Kleine Bibliographie deutschsprachiger Literatur zum Thema Tai Chi Chuan

AMARAL, Margarida: T'ai Chi Chuan / in Baumann C. Grössing S. Ganzheitlichkeit und Körpererfahrung in der Sporterziehung /Salzburg 1984 S. 72-78
ANDERS, Frieder: Tai Chi Chuan /Düsseldorf 1988
ANDERS, Frieder: Tai Chi, Chinas lebendige Weisheit / Köln 1985
ANDERS, Frieder: Tai Chi Chuan - Nachgeben und Standhalten, in Moegling, K. (Hrsg.) Sanfte Körpererfahrung Bd. 2/Kassel 1984 S.95-118
CHANG, Edward, G. (Hrsg.): Gesundheit und Fitneß aus dem Reich der Mitte / Bern/München Wien 1989
CHEN, William, C. (Hrsg.): Körpermechanik des Tai Chi Chuan/New York 1990
CHINA IM AUFBAU (Hrsg.): Schattenboxen leicht gemacht /Peking 1986
ENGELHARDT, Ute.: Theorie und Technik des Taiji quan / Schorndorf 1981
GUORUI, Jiao: Die 15 Ausdrucksformen des Taiji-Quigong / Uelzen 1989
HUANG, Al, Ch.: Lebensschwung durch Tai Chi / Bern/München 1985
HUANG, Al, Ch.: Tai Ji / München 1988
JAROSCH, Ingo: Tai Chi - neue Körpererfahrung und Entspannung / Reinbek 1991
KAISER, Anette: Tai ji verbunden mit Himmel und Erde / Planegg 1990
KOBAYASHI, Petra: Der Weg des Tai Chi Chuan / München 1989
KOBAYASHI, Toyo und Petra: Tai Chi Chuan / München 1990
KOBAYASHI, Toyo und Petra: Tai Chi Chuan Einswerden mit dem Tao / München 1989
KUBIENA, Trude; ZHANG Xiao Ping: Taiji Quan - die Vollendung der Bewegung / Wien 1991
LIE, Foen Tjoeng: Die Atmung im Taiji quan/ Dao 1(1991)1 S.38-39
LIE, Foen Tjoeng: Chinesisches Schattenboxen Tai-Ji-Quan / Niedernhausen 1987
LIE, Foen Tjoeng; PROKSCH, Ch.: Tai-ji-quan / Norderstedt 1991
LIU, Da: Tai Chi und Meditation / München 1989
MALJI, Yo: Tai Ji Quan / Tokio 1982
MAN-CHING, Cheng: Dreizehn Kapitel zu Tai Chi Chuan / Basel 1986
METHFESSEL, Thomas: Tai Chi für Anfänger / Wiesbaden 1990
MOEGLING, Barbara; MOEGLING, Klaus: Tai Chi als sanfte Körpererfahrung /

Niederhausen 1988

MOEGLING, Klaus: Die chinesische Bewegungsmeditation Tai Chi Chuan. / München 1988

MOEGLING, Barbara; MOEGLING, Klaus: Handbuch für Tai Chi Chuan und Körperarbeit / Aachen 1991

MOEGLING, Barbara; MOEGLING, Klaus: Tai Chi zu zweit. / Norderstedt 1992

PROKSCH, Christa: Taijiquan-die Kunst der natürlichen Bewegung / Darmstadt 1987

PROKSCH, Christa: Versuch über das Lehren von Taiji quan/Dao 1(1991)1 S.34-37

REID, Howard: Wege zur Harmonie / München 1989

SCHMITTMANN, Rudolf: Tai Chi Chuan und Qigong in der Rückenschule/ in Herz, Sport und Gesundheit / 8(1991) 1, S.49

SCHMITTMANN, Rudolf; MOEGLING, Klaus: Die physiologischen Grundlagen des Tai Chi Chuan / in Sportpraxis 31(1990) 1, S.51-53; 3, S.47-50; 5, S.53-56; 32(1991) 3, S.50-53

SCHMITTMANN, Rudolf; MOEGLING, Klaus: Tai Chi Chuan in der klinischen Sporttherapie und in ambulanten Rückengruppen / in Gesundheitssport und Sportthera-pie 6(1990) 5, S.6-8; 6, S.7-10

SONG, Z.J.: Tai Chi Ch'üan Die Grundlagen / München/Zürich 1991

SONG, Z.J.: Tai Chi Ch'üan Die Formenlehre / München/Zürich 1991

SOO, Chee: Die Kunst des T'ai Chi Ch'uan / München 1986

TUNG, Timothy: Wushu-das chinesische Ganzheitsprogramm / München 1987

WENDT, Kirsten; MOEGLING, Klaus: Tai Chi Chuan und Körperarbeit -ein neues Konzept ganzheitlicher Bewegungsbildung. Motorik (1992)6

WU, Victor: Chinesisches Kung-fu-Taijiquan in 88 Figuren / Hongkong 1988

2. Lernorte
Das Institut für Bewegungslehre und Bewegungsforschung

Das Institut stellt sich folgende Aufgaben.

1. Entwicklung einer integrativen Bewegungslehre als Kernstücke einer interdisziplinären Bewegungswissenschaft.
2. Organisation von Kongressen, Tagungen und Seminaren in den verschiedenen Abteilungen des Institus zum Zwecke der Aus- und Fortbildung von Bewegungslehrern/-innen.
3. Bewegungskulturelle Beratung von Einzelpersonen über den Gehalt und die Qualität einzelner Bewegungspraktiken und Vermittlung von Bewegungslehrern und Ausbildungskontakten.
4. Ausarbeitung und Erstellung von bewegungskulturellen Gutachten im Auftrag von öffentlich-rechtlichen und privaten Institutionen.
5. Forschungstätigkeit und Herausgabe von Forschungsberichten im kulturellen Schnittpunkt von Gesundheit und Bewegung, Kooperation mit AHB und Reha Kliniken, Krankenkassen und bewegungswissenschaftlichen Fachbereichen der Universitäten.
6. Internationaler Austausch der Forschungsergebnisse über Korrespondenz und Publikationstätigkeit.

Anschrift:
IFBUB
Am Ahlberg 10
3524 Immenhausen 3
Tel. 05673-5967

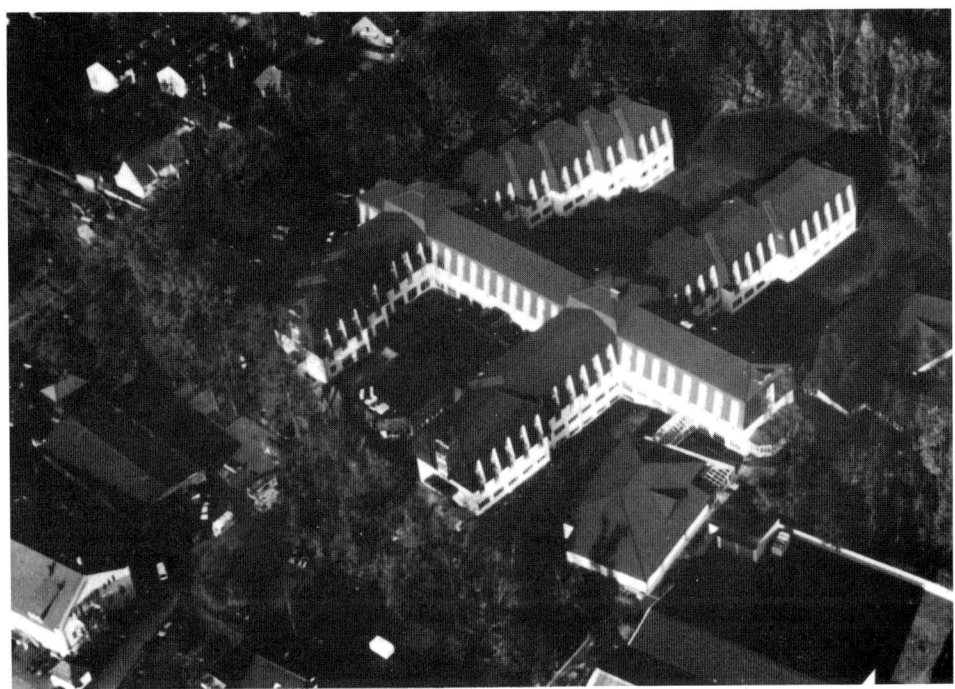

Bild 46: Klinik Porta Westfalica

Die Klinik Porta Westfalica (Anschlußheilbehandlungs- und Rehabilitations-Klinik)
4970 Bad Oeynhausen
Steinstraße 65
Patientenverwaltung: (05731) 1 85-7 09/7 10, Fax (05731) 1 85-7 00

AHB-Klinik für degenerativ-rheumatische Erkrankungen und Zustände nach Opera-
tionen und Unfallfolgen an den Bewegungsorganen. REHA-Klinik für Erkrankungen des
rheumatischen Formenkreises, Herz-, Kreislauf- und Stoffwechsel-Erkrankungen, Nach-
sorge- und Festigungskuren für onkologische Erkrankungen. AHB soll nach einer
akuten Erkrankung den Erfolg der Operation festigen, REHA will die Leistungsfähigkeit für den Alltag und den Beruf wiederherstellen.
Als Einrichtung für Anschlußheilbehandlungen (AHB) und Rehabilitation (Reha)
werden in den Fachabteilungen Herz-, Kreislauf-, Stoffwechsel- und onkologischen
Erkrankungen behandelt. Darüber hinaus ist die Klinik auf rehabilitative Orthopädie,
Traumatologie und die Behandlung rheumatischer Erkrankungen spezialisiert. Das
übergreifende Konzept hat sich sowohl in medizinischer als auch therapeutischer
Hinsicht bewährt. Ärzte und Therapeuten arbeiten mit den modernsten Methoden und
Geräten für Diagnostik und Therapie.
Alle nur denkbaren Einrichtungen für Krankengymnastik, Sport- und physikalische
Therapie sind in der Klinik vorhanden. Neben den Einzel-und Gruppenbehandlungsräu-
men stehen u.a. ein großes mit einer Spiegelwand ausgestattetes Bewegungszentrum

und 2 Thermalsole Therapiebäder (Größe 10m x 20m 28°C und 8m x 8m 34°C) für die Sporttherapie und Krankengymnastik zur Verfügung. Modernste Einrichtungen für die Ergometrie und das Muskeltraining (Cybex und Lineartrainer) vervollständigen das Therapieangebot.

Ein inhaltlicher Schwerpunkt der Sporttherapeutischen Gruppenarbeit in der Rückenschule, im Wirbelsäulentraining, im Muskeltraining und in den Herzkreislaufgruppen wird, neben der Schulung von Flexibilität, Koordination und Ausdauer mit der Verbesserung der Körperwahrnehmung und Entspannungsfähigkeit gesetzt. Einzelne Übungen aus der chinesischen Gymnastik und Tai Chi Chuan finden auch hier Anwendung.

Im Gesundheitsbildungsprogramm werden wichtige Grundlagen der Therapie und Lebensführung erarbeitet. Dazu gehören z.B. Vorträge über gesunde Ernährung, Bewegung und Sport ebenso wie das Autogene Training, Gesprächsgruppen für onkologische Nachsorge und Streßbewältigung. Es wird ergänzt durch Informationen zur Entwöhnung von Nikotin und Medikamentenmißbrauch. Das Programm informiert, klärt auf, berät, regt an und bietet viele Übungsmöglichkeiten für gesundheitsbewußtes Verhalten in der Verantwortung der Patienten. Bei persönlichen Fragen oder Problemen sozialer Art ist jederzeit ein Gespräch mit unseren Psychologen und der Sozialberatung möglich. Während ihres Aufenthaltes wohnen die Patienten wie in einem modernen Hotel in geräumigen Einzelzimmern, die jederzeit in Doppelzimmer umzuwandeln sind.

3. Zu den Autoren:

Rudolf Schmittmann: Diplom Sportlehrer und Sporttherapeut. Studium in Sport (Diplom) und Biologie (Lehramt, 2. Staatsexamen). Langjährige Lehrtätigkeit in Schule und Verein (insbesondere ambulante Rehabilitation). Mitarbeiter der Abteilung Sporttherapie der Reha Klinik Bad Oeynhausen (Bad Oeynhausen, Am Brinkkamp 16). Ausbildung als Gruppenleiter in "Tai Chi Chuan und Körperarbeit" bei Herrn Dr. Klaus Moegling und als Rückenschullehrer der Bad Oeynhausener Rückenschule durch den DVGS. Leitung von Fortbildungsveranstaltungen zu Tai Chi Chuan und Rückenschule im Club Vital - Verein für Gesundheitssport und Sporttherapie sowie für den Verband für Gesundheitssport und Sporttherapie (DVGS) Köln.
Anschrift:
Rudolf Schmittmann
Mooskamp 48
4970 Bad Oeynhausen

Dr. Klaus Moegling: Bewegungslehrer und Bewegungswissenschaftler, Studium in Sport- und Politikwissenschaft (Lehramt) und in Soziologie (Magister), Promotion in Sportpädagogik / Sozialwissenschaft, langjährige Lehrtätigkeit an der Gesamthochschule Kassel, Ausbildungsleiter für den Lehrerausbildungsgang "Tai Chi Chuan und Körperarbeit", zahlreiche Fachveröffentlichungen und Buchpuklikationen. Mitbegründer des "Instituts für Bewegungslehre und Bewegungsforschung".
Anschrift über das IFBUB:
Dr. Klaus Moegling
Am Ahlberg 10
3524 Immenhausen